Simplificando a Semiologia Pediátrica

Para nossos filhos: Kieron, Daniel, Aisling, Meagan,
Michael, Slaney, Eoin, Cliona, Helene e Aisling
e às nossas respectivas esposas, Margaret e Helene.

SEXTA EDIÇÃO
Simplificando a Semiologia Pediátrica

DICAS PRÁTICAS

Denis Gill MB BSc DCH FRCPI FRCPCH
Professor of Paediatrics, Royal College of Surgeons in Ireland and The Children's University Hospital, Dublin, Ireland

Niall O'Brien MB DCH FRCPI
Consultant Paediatrician, National Maternity Hospital and The Children's University Hospital, Dublin, Ireland

Illustrações Des Hickey

Thieme
Rio de Janeiro • Stuttgart • New York • Delhi

**Dados Internacionais de
Catalogação na Publicação (CIP)**

G475s

Gill, Denis
  Simplificando a Semiologia Pediátrica/
Denis Gill & Niall O'Brien; tradução de
Viviane Lanzelotte – 6. Ed. – Rio de Janeiro
– RJ: Thieme Revinter Publicações, 2019.

  312 p.: il; 12,5 x 19 cm.
  Título Original: *Paediatric
  Clinical Examination Made Easy*
  Inclui Índice Remissivo
  ISBN 978-85-5465-124-4

  1. Pediatria. 2. Anamnese. 3. Exame –
sistemas, diferentes idade. 4. Avaliação
do Desenvolvimento. 5. Dicas e Tópicos.
I. O'Brien, Niall. II. Título.

CDD: 618.92
CDU: 616-053.2

Tradução:

MARINA BIGARELLA BOSCATO (CAPS. 1 A 5)
Tradutora Especializada na Área da Saúde, SP

LUCILA SIMÕES SAIDENBERG (CAPS. 6 A 11)
Tradutora Especializada na Área da Saúde, SP

Revisão Técnica:

VIVIANE LANZELOTTE
Médica Pediatra
Oftalmologista Pediátrica
Título de Especialista em Pediatria pela SBP
*Responsável pelos Programas de Catarata
Congênita e Retinopatia da Prematuridade da
SMS-RJ*
*Membro do Comitê de Atenção Integral ao
Desenvolvimento e Reabilitação da Soperj*

Título original:
Paediatric Clinical Examination Made Easy
Copyright © 2018 by Elsevier Limited
ISBN 978-0-7020-7288-8

© 2019 Thieme Revinter Publicações Ltda.
Rua do Matoso, 170, Tijuca
20270-135, Rio de Janeiro – RJ, Brasil
http://www.ThiemeRevinter.com.br

Thieme Medical Publishers
http://www.thieme.com

Impresso no Brasil por Zit Editora Gráfica Ltda.
5 4 3 2 1
ISBN 978-85-5465-124-4

Nota: O conhecimento médico está em constante evolução. À medida que a pesquisa e a experiência clínica ampliam o nosso saber, pode ser necessário alterar os métodos de tratamento e medicação. Os autores e editores deste material consultaram fontes tidas como confiáveis, a fim de fornecer informações completas e de acordo com os padrões aceitos no momento da publicação. No entanto, em vista da possibilidade de erro humano por parte dos autores, dos editores ou da casa editorial que traz à luz este trabalho, ou ainda de alterações no conhecimento médico, nem os autores, nem os editores, nem a casa editorial, nem qualquer outra parte que se tenha envolvido na elaboração deste material garantem que as informações aqui contidas sejam totalmente precisas ou completas; tampouco se responsabilizam por quaisquer erros ou omissões ou pelos resultados obtidos em consequência do uso de tais informações. É aconselhável que os leitores confirmem em outras fontes as informações aqui contidas. Sugere-se, por exemplo, que verifiquem a bula de cada medicamento que pretendam administrar, a fim de certificar-se de que as informações contidas nesta publicação são precisas e de que não houve mudanças na dose recomendada ou nas contraindicações. Esta recomendação é especialmente importante no caso de medicamentos novos ou pouco utilizados. Alguns dos nomes de produtos, patentes e *design* a que nos referimos neste livro são, na verdade, marcas registradas ou nomes protegidos pela legislação referente à propriedade intelectual, ainda que nem sempre o texto faça menção específica a esse fato. Portanto, a ocorrência de um nome sem a designação de sua propriedade não deve ser interpretada como uma indicação, por parte da editora, de que ele se encontra em domínio público.

Todos os direitos reservados. Nenhuma parte desta publicação poderá ser reproduzida ou transmitida por nenhum meio, impresso, eletrônico ou mecânico, incluindo fotocópia, gravação ou qualquer outro tipo de sistema de armazenamento e transmissão de informação, sem prévia autorização por escrito.

Prefácio da Sexta Edição

Um dos prazeres de escrever o prefácio de um livro sobre exame clínico é que os fundamentos não mudam. Uma história minuciosa, um exame físico completo e uma dedução e conclusão lógicas dos resultados permanecem a base da interação clínica. Nesta edição, respondemos a críticas adicionando diagramas extras, fazendo alterações aqui e ali e melhorando o *layout*. O bom médico é o bom ouvinte, bom examinador, bom intérprete e bom solucionador de problemas. Esperamos que o exame clínico não seja suplantado por TCs, IRMs, PETs e técnicas de exames cada vez mais sofisticadas. As técnicas de exame melhoraram drasticamente nos últimos 20 anos para aqueles que atuam em hospitais secundários e terciários. Isso se aplica especialmente aos exames ultrassonográficos de abdome agudo em bebês e crianças, em ecografias cardíacas e no exame de IRM do cérebro de recém-nascidos e bebês, para citar apenas alguns exemplos. O pediatra de atenção primária que trabalha em consultório distante ou de forma isolada ainda precisará confiar em sua capacidade diagnóstica e habilidades clínicas. Confiamos que os achados clínicos continuarão direcionando as investigações apropriadas. Ouvir e pôr a mão na massa continua sendo o alicerce do contrato e do contato clínico. Bons pediatras conversam e pensam mais, e, esperamos, fazem menos exames de sangue. As crianças gostarão deles por isso.

Denis Gill
Niall O'Brien

Agradecimentos

Não poderíamos entregar o livro sem a incansável digitação de Norma McEneaney; as fotos tiradas por Thomas Nolan; e as ilustrações de Des Hickey. A todos eles somos extremamente gratos. Agradecemos ao professor Alan Browne por sua visão da tradição hipocrática.

D.G.G.
N.O'B

Websites

Há informações praticamente ilimitadas disponíveis na Internet. Os alunos aprenderão e acessarão seus *sites* favoritos. A lista abaixo é limitada e seleta, mas contém pontos de partida apropriados.

- http://journals.bmj.com – *BMJ* (British Medical Journal)
- www.medicalstudent.com
- www.aap.org – Academia Americana de Pediatria (American Academy of Pediatrics)
- www.omim.org – Online Mendelian Inheritance in Man
- http://www.medic8.com/MedicalDictionary.htm
- www.rarediseases.org
- http://www.ncbi.nim.nih.gov/pubmed PubMed
- www.rcpch.ac.uk – Royal College of Paediatrics and Child Health
- www.cdc.gov – Centers for Disease Control and Prevention (CDC)
- http://www.who.int/en/ – Organização Mundial da Saúde (OMS)
- http://adc.bmj.com/ – *Archives of Disease in Childhood*
- http://student.bmj.com/student/student-bmj.html – *Student BMJ*

Sumário

1. Introdução 1
   Crianças e médicos. 3
   Pediatria "veterinária". 5
   Metas e objetivos em pediatria. 6
   As sete idades das crianças 7
   Crianças no hospital. 8
   Três pilares do diagnóstico. 10

2. Anamnese 13
   Ouvindo as mães. 13
   Dicas. 18
   Exemplo de anamnese 19
   Deixe a criança falar. 25
   Conversando com os pais 27
   Dando más notícias aos pais 30

3. Examinando a criança. 33
   O código do exame. 33
   O que não fazer 39
   Apontar para a parte que dói. 41
   Reunindo as informações. 44
   Eu não sei 47
   Lógica diagnóstica 47
   Identificando Síndromes 48

4. Exame em diferentes idades 51
   Recém-nascido 51
   Exame de seis semanas. 74
   A criança com doença aguda 79
   A criança assustada 83

SUMÁRIO

5. Exame dos sistemas **87**
    O tórax 87
    O sistema cardiovascular 104
    O abdome 116
    Examinando os gânglios linfáticos 131
    Avaliação clínica do sistema imunológico 133
    Orelha, nariz, boca e garganta 133
    Pele, cabelo e unhas 141
    Exame neurológico 150
    Sistema musculoesquelético 170
    Os olhos 187
    Cirurgia 196

6. Mensuração de progresso **199**

7. Hidratação e nutrição **209**
    Detectando e determinando a desidratação 209
    Nutrição 214

8. Avaliação do desenvolvimento **219**
    3 meses 220
    4 a 5 meses 221
    6 a 8 meses 221
    9 a 10 meses 223
    12 meses 225
    18 meses 226
    3 anos 228
    4 anos 228

9. Exame das eliminações **229**
    A inspeção clínica das fezes 229
    Preste atenção na urina 231

10. Usando seus sentidos **235**
    Uma cacofonia de choros 235
    Um senso de diagnóstico 238
    O toque diagnóstico 239
    A última palavra 239

SUMÁRIO

11. Dicas e tópicos pediátricos. 241
Resultados normais 242
Ferramentas do ofício 242
Truques do ofício 243
Sinais de alerta biológicos 244
Curiosidades clínicas. 245
Regras de ouro. 246
Mitos maternos. 247
Acrônimos acrimoniosos 247
Epônimos de A-Z. 248
Sinais de alerta: lesões não acidentais? 252
Mnemônicos memoráveis 253
Gráficos genéticos 256
"Crescimento" de distúrbios/doenças. 256
"A criança é o pai do homem". 258
Dicas para a prova de pediatria. 259
Habilidades clínicas essenciais 261
Coisas a serem vistas e entendidas por
   estudantes de graduação 265
Questionário clínico. 267
"Sabedoria" das crianças. 268
Sinônimos e gírias pediátricos 269
As crianças são diferentes 270
Fatos fisiológicos: você sabia que... 270
Com que idade pode uma criança... 272
Algumas traduções latinas. 274
Uma questão de cincos 274
Questões de múltipla escolha (QMES) – melhor de cinco. . . 275
Questões de múltipla escolha (QMES) – verdadeiro/falso . . 280

Índice Remissivo. 285

xiii

Simplificando a Semiologia Pediátrica

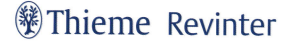

Introdução

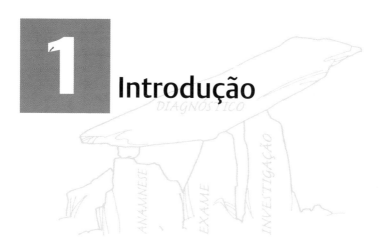

Crianças e médicos   3
Pediatria "veterinária"   5
Metas e objetivos em pediatria   6

As sete idades das crianças   7
Crianças no hospital   8
Três pilares do diagnóstico   10

Este texto destina-se a estudantes de medicina que estão se especializando em pediatria e, também, aos médicos de pós-graduação que estão iniciando seu primeiro trabalho em pediatria. A experiência ensinou-nos que os residentes de pediatria frequentemente precisam se atualizar e reciclar-se na saúde e na doença da criança. O termo "estudante" refere-se a estudantes de pós-graduação e de graduação em pediatria. Por mais estranho que possa parecer, os ensinos de graduação e pós-graduação estão inter-relacionados. O médico graduado tem a obrigação inerente de permanecer um estudante por toda a vida. Nossos objetivos são enfatizar a importante arte da anamnese, obtida tanto dos pais quanto dos filhos, orientar a obtenção e interpretação de sinais físicos em crianças de diferentes idades e fornecer algumas fontes de informações adicionais.

1 INTRODUÇÃO

Os médicos que cuidam de crianças pequenas precisam desenvolver suas habilidades de observação e instinto. Ocasionalmente, a combinação de uma pista observada mais uma dica instintiva resulta em um "diagnóstico instantâneo". Acima de tudo, queremos enfatizar o valor da observação atenta.

Nossa abordagem é essencialmente clínica e será restrita, em grande parte, aos sintomas e sinais. Este não pretende ser um livro-texto sobre pediatria e nenhum esforço foi feito para incluir descrições de identificação de síndromes, doenças clínicas, investigações laboratoriais ou protocolos de tratamento. Tudo isso pode ser encontrado em livros didáticos-padrão. Nosso objetivo é aprofundar os primeiros capítulos do texto básico em uma abordagem clínica centrada na criança e direcionada à resolução de problemas em pediatria.

Acreditamos que habilidades simples, porém sutis, de exame físico e anamnese são essenciais a quem quer ser médico dedicado às crianças. Muitos alunos passam tempo demais na biblioteca, em vez de estar ao lado do paciente. Nossa filosofia é de que nunca é demais o aluno examinar muitos bebês, lactentes ou crianças. Para conhecer o anormal, você deve, primeiro, conhecer o normal.

Suspeitamos que os alunos de medicina possam estar expostos a um excesso de casos e condições incomuns à custa de problemas mais comuns e mundanos. Lembre-se de que o que é comum é comum, e que se deve ser experiente no comum para se tornar bom no incomum.

Optamos por nos concentrar, principalmente, no recém-nascido, no lactente e na criança em idade pré-escolar, pois estas são as idades de maior mudança e maior dificuldade. A criança em idade escolar é racional e razoável e, geralmente, pode ser examinada como um "míni adulto" de forma organizada.

Este texto foi escrito com base no entendimento de que os alunos de pediatria tiveram acesso prévio aos métodos clínicos. Nenhum esforço é feito, portanto, para definir termos clínicos básicos como, por exemplo, crepitações, baqueteamento ou coreia. Quadros com terminologia pediátrica especial, com as quais o aluno pode ter dificuldades, estão espalhados ao longo do texto. Os livros didáticos,

2

às vezes, apresentam doenças em sua forma mais florida. Ênfase insuficiente pode ser dada a *nuances* de doenças e graus de desordem. Está implícita na pediatria a capacidade de reconhecer sinais sutis de doença e de dizer com alguma certeza que um bebê está "estranho" ou que um lactente está "doente". O reconhecimento precoce de problemas facilita a intervenção precoce e, espera-se, evita complicações.

CRIANÇAS E MÉDICOS

As crianças são trazidas aos médicos por uma série de motivos: certificação da normalidade; recebimento de imunizações; verificações de desenvolvimento; identificação de erupções cutâneas; e assim por diante. No que se refere aos alunos de medicina, os motivos mais importantes para consulta são:

- Diagnóstico de uma doença aguda (otite, doença respiratória, infecção, convulsões, apendicite, etc.).
- Diagnóstico e/ou investigação de uma doença crônica (atraso do crescimento, chiado recorrente, diarreia prolongada, por exemplo).
- Atraso em marcos do desenvolvimento.
- Aconselhamento sobre imunização, nutrição, crescimento, variações normais.
- Confirmação de normalidade.
- Reconhecimento e/ou confirmação de uma síndrome.

Confiamos que os alunos aproveitarão este manual e possam também nos mostrar suas deficiências, assim como seus próprios problemas. A pediatria (medicina de pessoas pequenas) deve, acima de tudo, ser prazerosa. Pense na experiência de suas crianças como um "hospital de aprendizado" em vez de em um "hospital de ensino".

Ouça e aprenda com as crianças. E imite seu principal atributo, o de uma natureza constantemente questionadora. Pergunte: "Por quê?", repetidas vezes.

1 INTRODUÇÃO

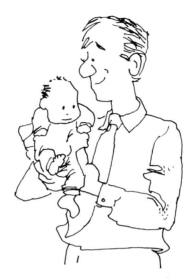

Fig. 1.1 As crianças visitam os médicos por uma série de motivos.

- Olhe e verá.
- Pergunte e será respondido.

Os requisitos básicos necessários para adquirir as competências clínicas em pediatria são os mesmos que os da medicina para adultos na tradição hipocrática.

Habilidade clínica	Exigência
Obtenção de anamnese	Educação
Exame físico	Habilidade
Diagnóstico	Lógica indutiva
Prognóstico	Experiência
Tratamento	Conhecimento

INTRODUÇÃO 1

As necessidades das crianças e o interesse em passar a sua avaliação deveriam ser incentivos suficientes para os bons médicos. Esperamos compartilhar algumas das habilidades necessárias para examinar as crianças e fornecer uma amostra das recompensas a serem obtidas pela boa prática.

Em todos os momentos, lembre-se do velho ditado:

- Eu ouço e esqueço.
- Eu vejo e lembro.
- Eu faço e entendo.

PEDIATRIA "VETERINÁRIA"

Ao usar o termo "veterinária", não estamos tentando ser depreciativos, mas estamos tentando chamar sua atenção para certas analogias entre crianças e animais. Também esperamos persuadi-lo a começar todos os exames como fazem os veterinários – ouvindo e observando.

Alguns atributos compartilhados por animais e crianças pequenas:

- Eles não gostam de ser encarados.
- Deitam-se quando estão doentes.
- Recusa repetida de alimentos é incomum.
- Eles têm uma capacidade limitada para se expressar.

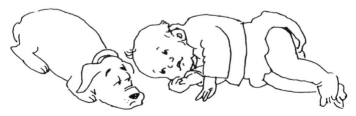

Fig. 1.2 "Pediatria veterinária": crianças pequenas e animais possuem características em comum.

1 INTRODUÇÃO

- Eles adotam a posição de conforto quando estão bem.
- Seu instinto de sobrevivência é forte.

A inspeção e a intuição são, portanto, introduções importantes ao exame pediátrico. Alguns cínicos cunharam o termo "zoologia pediátrica" para descrever a coleta e o estudo de casos e condições raros em hospitais-escola!

METAS E OBJETIVOS EM PEDIATRIA

Cada departamento de saúde infantil estabelecerá suas próprias metas e objetivos. Em termos gerais, incluirão os seguintes títulos principais:

1. Ensinar o reconhecimento e tratamento do lactente e da criança sadia e enferma.
2. Enfatizar a importância do crescimento e desenvolvimento da criança normal e doente.
3. Proporcionar um conhecimento básico sólido sobre saúde e doença infantil.
4. Permitir que o aluno adquira habilidade suficiente para realizar um exame físico completo em um recém-nascido, lactente, criança e adolescente.
5. Demonstrar uma anamnese médica, de desenvolvimento, social e comportamental apropriada obtida dos pais ou responsáveis pela criança.
6. Enfatizar a importância do histórico familiar e social da criança em relação ao seu bem-estar e doença.
7. Enfatizar a importância da prevenção em pediatria; em particular, isso aplica-se à imunização, nutrição e prevenção de acidentes.
8. Demonstrar a relação entre fatores genéticos e ambientais como causa de malformação e doença.
9. Fornecer compreensão das condições incapacitantes da infância e dos serviços disponíveis para sua melhoria.

INTRODUÇÃO **1**

Um aluno deve definir para si mesmo objetivos mais diretos e simples:

1. Ser capaz de elucidar e interpretar os resultados da anamnese e do exame físico.
2. Ser capaz de construir um diagnóstico diferencial razoável e uma lista de problemas.
3. Ser capaz de preparar planos para investigação e tratamento apropriados.
4. Ser capaz de se comunicar adequadamente com as crianças e com os pais.

AS SETE IDADES DAS CRIANÇAS

As crianças mudam, crescem, amadurecem e desenvolvem-se. O estilo e a abordagem do exame físico dependem muito da idade, independência e compreensão da criança. As sete idades das crianças são:

1. Recém-nascido, neonato = primeiro mês de vida
2. Lactente = 1 mês a 1 ano
3. *Toddler* = criança de 1 ano a 3 anos
4. Pré-escolar = 3 a 5 anos
5. Escolar = 5 a 18 anos
6. Criança = 0 a 18 anos
7. Adolescente = precoce: 10 a 14 anos
   = tardio: 15 a 18 anos

Ao longo do texto, os termos "ele" e "dele" devem ser considerados para ambos os gêneros e referem-se a "ele" e "ela". Não fazemos uso de pronome neutro para nos referir às crianças.

7

1 INTRODUÇÃO

A pediatria é o cuidado médico de crianças até a conclusão de seu crescimento e desenvolvimento.

CRIANÇAS NO HOSPITAL

Tem sido dito que a principal função do pediatra é dar alta às crianças hospitalizadas. Nos países desenvolvidos, a média de permanência hospitalar caiu significativamente e agora é de 2-4 dias. Na verdade, muitas crianças permanecem apenas 1-2 dias. Os alunos precisam estar alertas se quiserem ver e aprender. Cerca de metade de todas as internações serão de lactentes e crianças de 1 a 3 anos – daí a importância, quando possível, de pais onipresentes.

Paralelamente à redução da permanência hospitalar, houve um aumento do uso de "hospital-dia", tanto para fins médicos como cirúrgicos. Muitos dos casos pediátricos mais interessantes e complicados podem ser encontrados em vários procedimentos nas unidades de plástica, ortopedia, urologia e neurocirurgia.

Por que as crianças são hospitalizadas?

- Para o cuidado de doenças agudas e crônicas.
- Para cirurgia, aguda e eletiva.
- Para procedimentos investigativos, terapêuticos e diagnósticos.
- Para avaliação multidisciplinar, particularmente se for deficiente.
- Para proteção (em casos de lesões não acidentais graves).
- Para observação (em distúrbios comportamentais e outros).
- Por razões sociais.

No futuro, grande parte da pediatria será praticada em uma base "ambulatorial" – no "hospital-dia", no ambulatório e na clínica comunitária. Durante seu curso de pediatria, visitas a todos esses locais serão imperativas. Além disso, recomendamos visitas a práticas pediátricas gerais, institutos para deficientes mentais e físicos, e sessões de vacinação.

INTRODUÇÃO 1

Os hospitais infantis no centro das cidades tendem a ter departamentos de acidentes e emergências ("prontos-socorros") lotados. Na realidade, uma grande proporção (até 50%) do trabalho desses departamentos está relacionada a problemas de atenção primária: ou seja, condições médicas que deveriam ser tratadas na comunidade. Incentivamos os alunos a aproveitarem a oportunidade de ver os problemas comuns na prática – infecções respiratórias, doenças infecciosas, ferimentos leves, erupções cutâneas, sintomas vagos, etc., no departamento de emergência. Lembre-se de que, embora a leucemia, a síndrome nefrótica e a epiglotite possam ser condições relativamente comuns na prática hospitalar, elas são distintamente raras na prática geral. O clínico geral tem maior probabilidade de encontrar anemia por deficiência de ferro, infecção do trato urinário e "crupe" viral do que qualquer uma das alternativas acima.

Por sua natureza, os hospitais infantis tendem a ter uma coleção desproporcional de curiosidades e distúrbios congênitos. Lembrese das nossas regras:

1. Primeiro, conheça o normal.
2. Depois, conheça as variáveis do normal.
3. Então, conheça a anormalidade, observando que: normalidade e anormalidade estão intimamente associadas, e separadas por pequenos limites.

Cerca de 5%-7% das crianças são hospitalizadas anualmente, e cerca de 50% das crianças já estiveram hospitalizadas até os 7 anos de idade. Observe os efeitos da hospitalização em crianças. Observe o trauma da separação se um dos pais não puder estar presente. Aprenda sobre os esforços que estão sendo feitos para mitigar os efeitos da hospitalização em crianças vulneráveis por meio da preparação, brincadeiras, acomodação dos pais, pintura e, acima de tudo, equipe hospitalar agradável. Embora os enfermeiros sejam quase sempre agradáveis e os médicos façam seu melhor, os estudantes devem ser simples, diretos e atenciosos em sua abordagem às crianças. Lembre-se das palavras de Marcus (6 anos)

1 INTRODUÇÃO

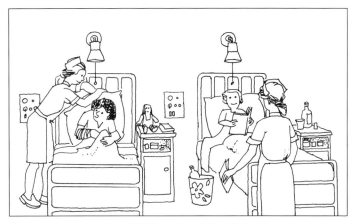

Fig. 1.3 Crianças na ala hospitalar.

que escreveu: "Até pessoas desagradáveis são legais quando você está doente".

> Quando eu estava doente e deitei na cama
> Tinha dois travesseiros na minha cabeça.
> E todos os meus brinquedos ao meu lado estavam
> Para me deixar feliz o dia todo.
>
> Robert Louis Stevenson

TRÊS PILARES DO DIAGNÓSTICO

O diagnóstico médico repousa sobre o tripé tradicional de anamnese, exame físico e investigação. A resolução de problemas pediátricos baseia-se fortemente na anamnese, em parte no exame (observação) e em parte na investigação. Uma anamnese cuidadosamente obtida e devidamente registrada é a base clínica. A anamnese deve dar ênfase primordial às preocupações da mãe e às razões para levar a criança ao médico. O exame físico, com suas técnicas, truques e tribulações, é descrito em detalhes em outras partes deste texto. Os resultados do exame precisam ser registrados em um estilo-padrão

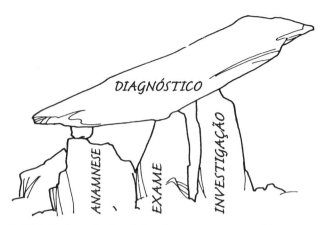

Fig. 1.4 Os três pilares do diagnóstico são anamnese, exame físico e investigação.

legível com a devida ênfase a achados negativos relevantes. A breve designação NDN (nada digno de nota) é inadequada para propósitos de graduação.

Com experiência, um exame completo de lactentes e crianças pode ser concluído em um curto espaço de tempo. Os pais são muito tranquilizados por médicos que fazem um exame minucioso, não apenas se limitando à queixa atual, seja uma dor de ouvido ou uma claudicação. Simplesmente não há substituto a não ser examinar muitas crianças normais. Conheça o normal e os desvios serão subsequentemente reconhecidos. Os pais de hoje (de famílias menores) querem saber que seus filhos são normais e, se não forem, qual é o problema. Você confiaria em um médico que falhou em examiná-lo, realizou apenas uma inspeção superficial ou examinou apenas o problema apresentado?

1 INTRODUÇÃO

- Anamnese é a pedra angular.
- Examine a criança inteira.
- Veja muitas crianças.

Não nos referiremos à investigação neste livro, mas sugerimos que você recorra ao seu livro-texto.

> Busco um método pelo qual os professores ensinem menos e os alunos aprendam mais.
>
> Comenius (1630)

Princípios binários clínicos

Dois ouvidos para ouvir
Dois olhos para olhar
Duas mãos para examinar
Dois hemisférios para deduzir

> O médico hábil sabe o que está errado apenas observando, o médico mediano, ouvindo, e o médico inferior, sentindo o pulso.
>
> Chang Chung-Ching (c150)

2 Anamnese

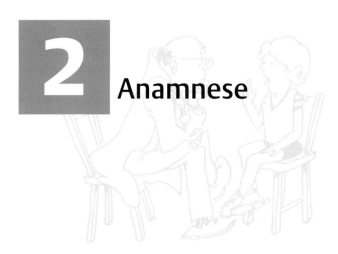

Ouvindo as mães 13
Dicas 18
Exemplo de anamnese 19

Deixe a criança falar 25
Conversando com os pais 27
Dando más notícias aos pais 30

Frequentemente, uma mãe inteligente faz um diagnóstico melhor que um médico ruim.

August Bier (1861-1949)

OUVINDO AS MÃES

O atributo mais importante de qualquer bom médico é ser um bom ouvinte. Ouça atentamente as mães e observe o que elas dizem. A anamnese é a base fundamental da resolução de problemas pediátricos. Informações mais importantes costumam ser obtidas a partir de uma boa anamnese do que de exames físicos e laboratoriais.

A primeira regra fundamental na anamnese é: *a mãe está certa até que se prove o contrário*. As mães são, em geral, excelentes observadoras de seus filhos e boas intérpretes de seus problemas

2 ANAMNESE

quando estão doentes. Até mesmo a mãe menos instruída, muitas vezes, surpreende pela sua intuição. Ela pode não saber o que está errado, mas certamente sabe que algo está errado. Se uma mãe disser: "Acho que meu bebê não consegue ouvir direito", o ônus é do médico em corroborar ou negar essa afirmação.

Em nossa opinião, ninguém pode substituir a mãe em fornecer uma descrição precisa e minuciosa da criança e suas queixas. Os pais variam em seus conhecimentos, mas geralmente não possuem a informação, visão e instinto que uma boa mãe pode fornecer. Enquanto prevalece o princípio de que a mãe geralmente está certa, a consequência natural deve ser de que os pais podem estar perdidos e sem saber o que fazer. No entanto, o pai moderno está melhorando. Outros cuidadores – tutores, tias, residentes da casa – variam muito em seus conhecimentos sobre a criança. Ficamos impressionados com a natureza inibitória da presença de alguns avós nas entrevistas iniciais e obtenção da anamnese.

No início, é importante tentar estabelecer um bom relacionamento com a mãe. Permita que ela entenda que você está mais preocupado com o que ela tem a dizer do que com o que o Dr. X sugeriu. Certifique-se de entender seu dialeto e suas preocupações. Uma pergunta inicial útil é: "O que você acha que é a causa do problema?" ou "Você tem alguma opinião sobre o que há de errado com ele?"

Essas perguntas podem levá-lo na direção certa. Alternativamente, pode ser importante anulá-las após o exame e a investigação. Adquira o hábito de citar literalmente a mãe. As mães costumam fazer declarações cuja importância, se não observada e registrada durante a anamnese, pode ser subsequentemente perdida. Nós temos a experiência de dizer a nós mesmos: "Se eu tivesse escutado aquela mãe; ela estava tentando me dizer o que estava errado".

Os alunos podem aceitar sem questionar as queixas de uma mãe sobre o filho sem pedir que ela defina seus termos. Termos como "diarreia" ou "vômito" exigem definição. A diarreia significa fezes frequentes, fezes malformadas, fezes fétidas? Você (ou a mãe) conhece a frequência normal das evacuações? É razoável esperar que uma mãe solteira adolescente entenda de crianças? O que o termo "hiperatividade" significa para você – todas as crianças não são ativas em graus variados?

Ouça a fala materna

- Quais são as suas preocupações?
- O que ela pensa?
- Cite literalmente.
- Entenda seu idioma.
- Peça-lhe para definir seus termos (O que você quer dizer com...?).

Você precisa estabelecer que ambos estão falando sobre a mesma coisa, seja crupe, anorexia ou dispneia. Você também precisa aprender seu idioma ou gíria local (por exemplo, pênis pode ser chamado de "partes íntimas", "pinto" ou "pipi"). Em nosso hospital, os residentes aprenderam que quando as mães dizem que o

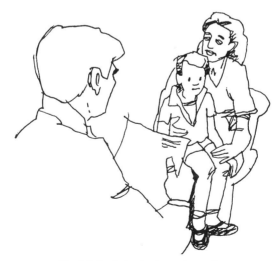

Fig. 2.1 Ouvindo atentamente a mãe.

2 ANAMNESE

bebê está "desengonçado e deitado", querem dizer que algo sério está acontecendo. Mães australianas podem afirmar que o bebê está "crook" (torto).

É preciso conhecer as perguntas que produzem as respostas desejadas. Uma boa abertura é: "Fale-me sobre seu bebê", e, então, simplesmente deixe a mãe falar. Conforme você ganhar experiência, conhecerá os indicadores importantes e saberá quando interpor questões sucintas sem interrompê-la.

O estudante deve, naturalmente, fazer anotações completas intercaladas com citações concisas. Com o tempo, você vai aprender a criar atalhos, prosseguir para o diagnóstico e identificar dicas importantes. Aprenda por meio da anamnese a ser um bom ouvinte – principalmente para os pais, mas também para os seus melhores professores, quando relatam histórias clínicas.

Uma anamnese malfeita e mal registrada

Tosse × 3 dias
Alimentação × 2 dias
Chiado × 1 dia
Temperatura × 1 dia
Vômito × 2

Muitos gráficos atuais contêm fatos anedóticos e inexplorados. Enquanto os detalhes básicos são declarados, há questionamento e descrição inadequados. O diagnóstico pode, então, ser registrado como "infecção torácica", sugestivo de anamnese imprecisa e preguiça clínica.

Sempre peça aos pais para relatar a sequência de eventos que levaram às queixas atuais. Um bom começo pode ser: "Quando ele esteve bem pela última vez? O que veio primeiro? A tosse ou o chiado? De que maneira ele está diferente?" Ao obter a anamnese de uma convulsão, os detalhes do momento, lugar, ambiente, estímulos, etc. são de vital importância.

ANAMNESE **2**

Você precisará também obter um conhecimento geral da criança. Que tipo de sujeito ele é? Ele é ativo? Ele tem muita energia? Ele é extrovertido, sociável? Como ele dorme? O rendimento escolar é satisfatório? Ele está se desenvolvendo normalmente? Com que lado da família ele se parece?

Deixe as mães falarem

- Fale-me sobre o seu bebê.
- Que tipo de sujeito ele é?
- Quando foi a última vez que ele esteve bem?
- Diga-me o que aconteceu.

Os pacientes também apreciam um médico que lhes dá atenção individual e cujo tempo é dedicado a eles (mesmo que ele esteja com pressa). Escute e você ouvirá. O tempo gasto na anamnese será bem recompensado. Tente garantir que suas anotações escritas reflitam adequadamente o tempo gasto e o interesse demonstrado. Algumas mães "enrolam", concentrando-se em todos os tipos de irrelevâncias. Com a experiência, você aprenderá como conduzir e interromper as tagarelas.

Qualquer um dos seus livros-textos e tutores citará exemplos de como explorar completamente um sintoma, como tosse ou dor.

Quando isso ocorre?
Há quanto tempo ele tem isso?
Você pode descrever?
O que provoca?
Algo aliviou isso?
Quanto tempo dura?
Qual é o seu padrão e periodicidade?
Há algum sintoma associado?
O que ele faz quando tem isso?
O que você fez a respeito?

2 ANAMNESE

Isso será, necessariamente, acompanhado pela exploração cuidadosa e completa do sistema relevante e, depois, por uma revisão dos sistemas. Com tempo e experiência, as revisões de sistemas tendem a se condensar e a se tornar mais precisas. Não há nada especial ou diferente em pediatria sobre a necessidade de se obter uma história adequada, história familiar e história social. A conscientização do lugar da criança na família, o relacionamento com os pais, irmãos e colegas é crucial para obter uma visão ampla da criança. Muitas doenças de hoje têm implicações sociais e comportamentais que a importância da visão holística não pode ser excessivamente enfatizada.

O conhecimento do *status* socioeconômico da família, situação financeira atual, moradia e emprego é vital. Os pais são casados, separados, moram juntos? A mãe é solteira? Em alguns casos de deficiência ou distúrbio metabólico, será prudente perguntar com cautela sobre a consanguinidade.

DICAS

Computadores aceitam palavras-chave; os alunos devem buscar *dicas* quando fazem a anamnese. Por dicas, queremos dizer afirmações simples, ocultas nas histórias, que podem alertar o diagnóstico. Vamos citar alguns exemplos:

1. *Dica*: "Ele não gosta de pão ou biscoitos."
   Pense: Isso poderia ser enteropatia por glúten?
2. *Dica*: "Ele adora sal; até lambe as coisas."
   Pergunta: Ele tem uma condição de perda de sal?
3. *Dica*: "Ele sente fome depois de vomitar."
   Resposta: Isso é sugestivo de vômito mecânico, seja devido a estenose pilórica ou refluxo gastroesofágico.
4. *Dica*: "Ele está sempre bebendo, ele bebe qualquer coisa, ele até bebe dos vasos sanitários."
   Resposta: Isso parece polidipsia verdadeira.

5. *Dica*: "Não sei aonde vai parar toda a comida."
   Comentário: Quando se refere a um lactente pouco ativo, essa afirmação pode sugerir um estado de má absorção, por exemplo, fibrose cística.

Mães podem, é claro, enganar involuntariamente. Uma queixa comum é: "Não consigo fazer com que ele coma nada". E, diante de você, há uma criança solitária e rechonchuda chupando uma mamadeira contendo uma mistura de leite, biscoitos e talvez chá. Na mesma linha, há declarações aparentemente contraditórias: "Mas ele não come nada, doutor," seguido rapidamente por: "Ele nunca para quieto" são frequentemente encontradas. Elas geralmente refletem a criança pequena hiperativa (e talvez indisciplinada) que é "viciada na mamadeira" e está consumindo carboidratos em excesso de dia e de noite.

EXEMPLO DE ANAMNESE

Para obter as respostas certas, qualquer detetive deve saber perguntar (e elaborar) as perguntas certas. Esta máxima simples aplica-se a qualquer sistema; em nenhum outro lugar é mais pertinente do que ao obter uma anamnese de um ataque ou convulsão. Em qualquer convulsão, é preciso saber o máximo possível sobre a criança, seu ambiente e as circunstâncias que a cercam.

No entanto, a título de exemplo de uma anamnese completa, escolhemos o questionamento de uma mãe cujo filho está molhando a cama (enurético). Esta queixa comum, fonte de muita ironia materna, mas frequentemente com escassez de interesse médico, exemplifica o valor da anamnese detalhada e diligente.

Quantos anos tem?
Qual a sua posição na família?
Quando começou a molhar a cama?
Com que frequência ele se molha?
Ele se molha de dia?

2 ANAMNESE

Durante quanto tempo ele consegue reter sua urina durante o dia?
Ele tem um bom fluxo urinário?
Ele já teve alguma infecção renal?
Quando ele fica seco durante o dia?
Ficar seco foi obtido facilmente ou com dificuldade?
Ele tem a própria cama?
Ele acorda quando fica molhado?
Ele acorda mais de uma vez por noite?
Ele usa fralda à noite?
Quem troca os lençóis?
Você tem banheiros próximos?
O que você fez com relação à situação?
Ele quer ficar seco?
Ele teve alguma noite seca?
Qual foi o período em que mais ficou seco?
Ele fica seco quando está longe?
Você o pegou no colo?
Você restringiu os líquidos?
Você o repreendeu ou o castigou?
Como ele se comporta em casa e na escola?
Você tentou medicação ou colocar alarmes?
Algum dos irmãos fizeram xixi à noite?
Algum de vocês (pais) faziam xixi na cama quando criança?
Como isso o afeta?
Como isso afeta você?

Pode apenas parecer uma série de perguntas, mas com experiência elas sairão rapidamente e construirão uma imagem da criança e de seu problema. Enurese é uma daquelas queixas em que pode ser útil ver a criança e a mãe juntas e separadas.

Perguntas semelhantes em profundidade podem ser construídas para uma variedade de sintomas, desde acessos e desmaios até dificuldades com alimentação. No diagnóstico de distúrbios na infância simplesmente não há substituto para uma anamnese completa, adequadamente redigida e registrada. Tente escrever

ANAMNESE **2**

uma para asma, dor abdominal ou anemia. Pense em um programa adequado de perguntas que possam ser inseridas em um computador e que os pais possam responder enquanto aguardam consulta.

Você sabia que se estima que cerca de 70% dos diagnósticos pediátricos sejam baseados, principalmente, na *anamnese*?

Resumo 1

Menino de 8 anos de idade. Infecções pulmonares recorrentes, particularmente no inverno. Tosse noturna. Secreção nasal persistente. Histórico pregresso de eczema. Nenhuma descoberta física hoje.
Impressão: asma.

Resumo 2

Menina de 2 anos de idade. Histórico de 6 meses de diarreia. As fezes são misturadas, moles e contêm alimentos não digeridos. Três a cinco eliminações intestinais por dia. Boa energia, apetite. Altura e peso normais para a idade. Bem nutrida. Nenhuma descoberta.
Impressão: diarreia infantil ("síndrome das ervilhas e cenouras").

Resumo 3

Menina de 7 anos de idade da escola primária. História de um ano de olhar fixo, episódios de ausência observados pelos pais e professores. Olhos piscam. A criança para momentaneamente. Ela não se afeta com os acontecimentos. Continua como se nada tivesse acontecido. Os episódios ocorrem duas a três vezes por semana. Ocasionalmente, duas a três vezes por dia. Inteligência normal, sem história pregressa, sem achados clínicos.
Impressão: epilepsia generalizada primária (crises de ausência).

2 ANAMNESE

Os exemplos acima mostram que uma boa anamnese com os pontos pertinentes resumidos é o melhor indicador para o diagnóstico em pediatria.

Estratégia HELP

H = **H**istória
E = **E**xame
L = dedução **L**ógica
P = **P**lano de tratamento

Anamnese alimentar

A alimentação é uma parte tão intrínseca da infância, e problemas alimentares são tão comuns, que uma boa anamnese sobre o padrão alimentar e sua composição é crucial. Muitos médicos, quando se deparam com um problema alimentar, trocam o leite. O problema geralmente não está no leite, mas no manejo da alimentação e na relação mãe-bebê (harmoniosa ou não?). Uma história alimentar detalhada é vital para que se possa discutir a dieta com as mães de hoje, conscientes das alergias.

O bebê tomou mamadeira ou mamou no seio? Se *amamentado*, qual foi a duração da amamentação exclusiva? Foi uma experiência satisfatória para mãe e bebê? Com que frequência ela amamentava? Ele estava satisfeito? Houve algum problema? Como ele dormiu, alimentou-se e ganhou peso? Ela amamentava sob livre demanda ou seguia algum cronograma? Ela complementou o leite materno com outra coisa?

Se *tomou mamadeira*, ele ingeriu fórmula ou leite de vaca não modificado? Qual fórmula usou? Como foi preparada? Qual volume a cada mamada e durante quanto tempo? Qual frequência das mamadas? Ingestão diária total? Algum complemento (ferro ou vitaminas) administrados com o leite? Duração da amamentação exclusiva?

Desmame

Com que idade os sólidos foram introduzidos pela primeira vez? Quais sólidos? Como foram administrados – por colher ou na mamadeira? Com que idade os alimentos contendo glúten foram dados pela primeira vez? Ele tinha alguma preferência? Quando ele conseguiu ingerir alimentos em pedaços?

Alguma alergia alimentar conhecida? Por que você acha que ele é alérgico a essa substância? Ele suga bem? Ele engole bem? O que o impede de se alimentar? É, por exemplo, saciedade, sonolência ou falta de ar? Houve problemas de desmame? Como vocês dois se entenderam? O pai ajudou com a mamadeira? Você o alimenta toda vez que ele chora? Você dá água para ele?

Se todas essas perguntas não resolverem o problema, pode ser necessário recorrer ao pedido: "Mostre-me como você faz, por favor".

Os alunos podem se beneficiar fazendo tarefas de cuidados – trocando fralda, dando banho, segurando e, acima de tudo, alimentando bebês. Aprenda fazendo.

Concluindo, a boa anamnese é a marca registrada do bom aluno de pediatria. Em todas as anamneses, é imperativo chegar à raiz do problema. Pode valer a pena repetir, agora que você estabeleceu um relacionamento com os pais, as seguintes perguntas:

- Diga-me novamente, por que você trouxe seu filho?
- Com o que você está preocupado?
- O que você acha que está errado com ele?

Uma **anamnese pediátrica** completa perguntará sobre o seguinte:

Gravidez
Parto
Eventos perinatais
Práticas alimentares
Progresso do desenvolvimento
Imunizações

2 ANAMNESE

Doenças infecciosas
Acidentes e ferimentos
Internações hospitalares e cirurgias
Alergias
Doenças sem gravidade
Medicações
Alturas e pesos seriados, se conhecidos
Rendimento escolar
Viagens

Durante a anamnese, de preferência em ambiente descontraído, deve surgir a oportunidade de observar como a criança se separa dos pais, criatividade e independência ao brincar e, ocasionalmente, como se expressa ao desenhar.

A história inteira e nada além da história inteira
Fatos completos
A sequência precisa das queixas
Alterações observadas desde o início da doença

No que diz respeito aos alunos, os Dez Mandamentos das *anotações* são:

Escreverás legivelmente
Anotarás data e a hora
Registrarás histórias e exames completos
Evitarás abreviações
Escreverás um resumo sucinto
Listarás os problemas importantes

Farás um diagnóstico ou, se não for possível,
Montarás um diagnóstico diferencial
Assinarás teu nome e *status*
Não alterarás os registros.

DEIXE A CRIANÇA FALAR

Embora enfatizemos repetidamente o valor e a importância da história de uma mãe sobre as queixas de seu filho, não se esqueça da criança. Ela pode estar muito ansiosa para contar sua história e pode ter uma contribuição útil a ser feita. Muitas vezes, especialmente se é verbalmente precoce e extrovertida, ou se tem uma doença crônica e muita experiência de hospital, a criança pode se expressar de modo notavelmente lúcido. As crianças precisam ser ouvidas e vistas para serem notadas. Elas têm um ponto de vista que, frequentemente, estão ansiosas para expressar. Crianças com mais de 5 anos de idade devem ser solicitadas a relatar os eventos com confirmação parental de certos pontos. Um breve exemplo:

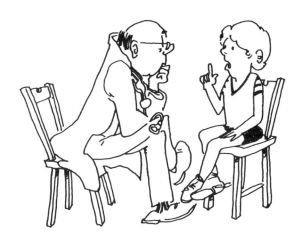

Fig. 2.2 Deixe a criança falar!

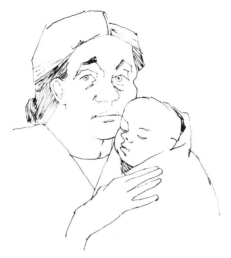

Fig. 2.3 Uma mãe ansiosa com um bebê doente.

Recentemente, vimos um menino de 10 anos de idade com úlcera duodenal comprovada. Ele descreveu sua dor como sendo "um raio *laser* passando pelo meu estômago". Brilhante!

Se ele estiver reticente, tímido ou mudo, não o pressione. Ele pode falar mais tarde. Permitir que ele desenhe a si mesmo, sua família, sua casa pode ser revelador para aqueles com percepção psicológica. O uso de um gravador ou até mesmo um vídeo (se o seu Departamento de Saúde da Criança estiver bem equipado) pode ser útil, particularmente na exploração de problemas comportamentais ou de conduta.

Certifique-se de que conhece o apelido da criança, bem como seu nome. Laurence pode ser chamado de "Larry"; Robert, "Bobby" e Catherine, "Katie". Além disso, a criança registrada como Patrick Joseph pode, de fato, ser chamada de "Júnior".

CONVERSANDO COM OS PAIS

A ansiedade dos pais é difícil de avaliar e pode variar em grau, desde preocupação leve até transtornos emocionais graves, às vezes culminando em comportamento agressivo. Estar confortável em entrevistas com os pais vem da experiência e observação da abordagem usada por colegas mais experientes. Embora não exista uma única abordagem correta, é preciso adaptar-se à grande variação das patologias pediátricas, desde anomalias neonatais, passando por crianças com deficiências, até a criança saudável com doença aguda. De preferência, ambos os pais devem estar presentes, com a exclusão de outros parentes, a menos que os pais insistam.

Em muitos casos, tanto o médico quanto os pais são estranhos um ao outro. A abordagem inicial será uma avaliação mútua. Uma rápida avaliação da idade dos pais, seu grau de instrução e posição social pode ser útil para o médico. É importante mostrar respeito pelos pais e, sempre que possível, evitar a interrupção durante a conversa. Sempre use o nome da criança e seja totalmente informado sobre a idade, histórico anterior e, se necessário, o histórico dos irmãos. Se apropriado, a criança deve estar presente e a linguagem e a comunicação devem refletir respeito pela criança em questão.

É importante ser tão factual quanto possível, independentemente da circunstância, explicando ao mesmo tempo as limitações do conhecimento profissional. Quando questionado sobre estatísticas ou percentuais de recuperação, tenha o cuidado de ressaltar que cada criança é um indivíduo. Também é pertinente, nos tempos atuais, ter uma testemunha da equipe médica ou de enfermagem presente e fazer registro detalhado no prontuário do paciente.

Saber ouvir contribui para a aprendizagem; boa comunicação é o segredo do cuidado colaborativo.

2 ANAMNESE

> **Pais de crianças doentes procuram amplamente quatro graus de informação**
>
> 1. O que é isso? O que há de errado?
> 2. O que causou isso? Como isso aconteceu?
> 3. Qual será o resultado?
> 4. Acontecerá de novo?

Claramente, as respostas às perguntas acima dependerão consideravelmente se o distúrbio da criança é agudo (por exemplo, meningite) ou se é uma anomalia hereditária (por exemplo, fissura de palato). É evidente que alguém terá dificuldade em responder às questões 2, 3 e 4 se não puder responder à questão 1. Os estudantes devem ser reticentes em discutir causas e consequências com os pais até que possuam a perspicácia e a autoridade apropriadas. Por fim, não esqueça a (quinta) pergunta não pronunciada:

É leucemia, câncer ou algum traço familiar fatal?

Poderíamos, com o risco de parecermos antiquados e conservadores, lembrar aos alunos de se vestirem de maneira apresentável. Nos seus últimos anos, você estará lidando com pessoas como um

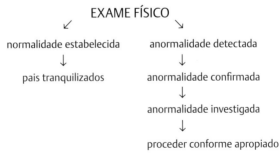

Fig. 2.4 Algoritmo para ação durante a consulta.

médico estagiário, não um estudante de medicina. Muitos estudos demonstraram que os pais interagem com relutância com alunos malvestidos, com barba por fazer e sujos.

Uma consulta inicial no consultório talvez seja a mais fácil de lidar. No entanto, interpretar a história relatada – que pode variar de um pai para outro – pode levar tempo.

Em algum momento, você deve fazer a pergunta direta: "Há alguma doença grave com a qual você está preocupado ou sobre a qual já leu?" A resposta, em muitos casos, chegará à raiz do problema, a partir da qual se pode iniciar uma avaliação física, investigações apropriadas e possivelmente tratamento antecipado. (É aconselhável evitar encontros com parentes que não sejam os pais, pois, em tais circunstâncias, a anamnese pode se tornar mais confusa.) Atualmente, é preciso estar preparado para um amplo conhecimento sobre algumas doenças adquirido pelos pais na internet, mas lembre-se de que a interpretação de tal informação é onde o problema pode estar.

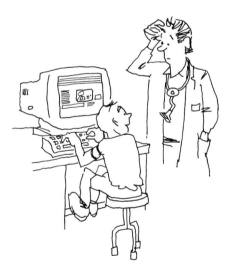

Fig. 2.5 Atualmente, um amplo conhecimento pode ser adquirido na internet.

2 ANAMNESE

DANDO MÁS NOTÍCIAS AOS PAIS

Como estudante de graduação, *não faça isso*. Você não tem autoridade, experiência e empatia adquirida. Você pode, no entanto, aprender os requisitos necessários por meio de exercícios de comunicação (filmados e, posteriormente, discutidos), ou melhor, participando de situações reais no hospital. Dizer aos pais que seu bebê recém-nascido tem síndrome de Down, ou que seu bebê tem meningite séria, ou que o bebê que eles correram para ressuscitar, de fato, morreu é sempre difícil, desgastante e complexo. O impacto das más notícias pode ser reduzido se feito de forma discreta, sensível e adequada.

- Fale devagar e de forma simples.
- Evite termos médicos.
- Seja o mais claro e conciso possível.
- Não tente transmitir muita informação.
- Pergunte por dúvidas.
- Sempre tenha um enfermeiro presente.
- Expresse sua empatia.

Nunca, jamais dê más notícias pelo telefone. Dê a notícia em ambientes privados e apropriados. Permita que os pais tenham tempo para expressar seu choque, tristeza, culpa, raiva ou qualquer outra emoção.

ANAMNESE **2**

Pontos-chave em pediatria

Escute as mães e anote suas preocupações

A capacidade de comunicação das crianças pré-verbais é limitada. Aprenda a apreciar a "linguagem corporal" e adquira algumas habilidades em observação (ver p. 79)

Determinadas doenças têm predileção por certas idades:

Bronquiolite	< 1 ano
Laringotraqueobronquite	< 3 anos
Sinovite transitória	< 5 anos
Deslizamento epifisário superior do fêmur	~ 10 anos

À medida que os pais se preparam para sair de uma anamnese, conclua sempre perguntando se há algum ponto que não esteja claramente compreendido, ou se há outras questões que eles possam ter esquecido de perguntar

---

31

3 Examinando a criança

O código do exame   33
O que não fazer   39
Apontar para a parte que dói   41
Reunindo as informações   44

Eu não sei   47
Lógica diagnóstica   47
Identificando síndromes   48

Uma boa prática atual sugeriria que todas as crianças de qualquer idade sejam examinadas por estudantes de medicina somente na presença de um dos pais, responsável, enfermeiro ou acompanhante. Examinar uma criança na ausência dos pais deve ser feito apenas com o consentimento e com a cooperação da criança, se ela tiver idade suficiente para fazê-lo.

O CÓDIGO DO EXAME

As primeiras regras para se aproximar de qualquer criança são muito semelhantes àquelas para atravessar a rua – pare, ouça, olhe, depois, use seus sentidos. A primeira abordagem é sem as mãos – *pare*. Permita que a criança olhe para você e, na medida do possível, decida que você é uma pessoa confiável. Deixe-o olhar para você enquanto fala com a mãe dele. Vá com calma, não faça movimentos bruscos (pois você pode assustar uma criança aflita) e não tenha pressa em examinar a criança. Melhor ainda, deixe-a brincar na sua presença. Aproxime-se com cautela, seja agradável e totalmente tranquilizador.

Ouça a mãe. As crianças podem ir à clínica, cirurgia ou hospital na companhia de uma variedade de cuidadores (mãe, pai, tutor, pai adotivo, enfermeiro, parente). Em nossa opinião, não há substituto para a mãe. Ela conhece seu filho. O princípio que orienta a escuta é: a mãe geralmente está certa até ou a menos que se prove o contrário. Discutimos isso no Capítulo 2. Ao mesmo tempo você pode ter a oportunidade de ouvir a criança falar, aproximar-se da mãe e observar sua respiração, tosse, estridor (se presente) e outros fenômenos auditivos, como choro.

Depois, *olhe*. Olhe para mãe e filho. Ele está doente ou bem? Ele é normal ou anormal? Ele se parece com os pais? Sempre olhe para as crianças sem encarar ou muito de perto. Algumas crianças compartilham características com certos animais que não gostam de ser encarados. Alguma pista instintiva? É preciso ensinar os alunos a observar. Alguma pista de observação?

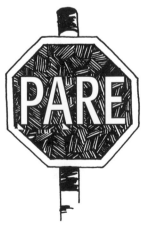

Fig. 3.1 Pare!

EXAMINANDO A CRIANÇA

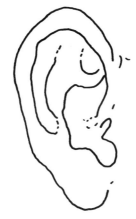

Fig. 3.2 Escute!

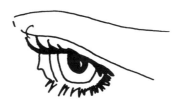

Fig. 3.3 Olhe!

Aprenda a ver as coisas.

Leonardo da Vinci

O código do exame
Pare
Escute
Olhe
Use seus outros sentidos

3 EXAMINANDO A CRIANÇA

As crianças são mais bem abordadas em *sua* posição de conforto – deitadas quando bebês, sentadas no colo da mãe quando crianças, de pé quando estão em idade escolar. Deixe para despir depois – a remoção de roupas pode ser uma manobra ameaçadora. Explique o que você está prestes a fazer e tranquilize-as repetidamente. Não deite a criança até que você precise – ela é muito vulnerável nessa posição. Mantenha a mãe por perto. Sempre deixe procedimentos desagradáveis – exame de garganta, exame retal – para o fim e não faça, a menos que você sinta que a criança irá cooperar.

Aprenda ouvindo as mães, examinando seus filhos e, depois, lendo o prontuário. Com muita frequência, os alunos primeiro leem os prontuários e depois vão em busca do que devem encontrar. Os alunos devem, às vezes, aproveitar uma oportunidade de remover os jalecos – jalecos trazem agulhas e exames.

Nunca examine apenas a área onde se encontra a queixa. Desde os primeiros dias, treine-se para ser minucioso e ser um generalista, em oposição a um especialista em sistemas. Lembre-se da máxima – o bom médico trata a pessoa inteira, não apenas a barriga ou o pé dolorido.

Em resumo, a melhor abordagem para bebês e crianças pequenas é começar o exame com uma *técnica rígida de não tocar*. Seja um bom observador.

Olhe com todos os seus olhos, olhe!

Julio Verne

Em bebês pequenos, a *inspeção* (de cor, respiração, atividade, etc.) pode ser o segredo para o diagnóstico. Os sinais físicos costumam ser menos floridos em bebês do que em adultos doentes; os alunos tendem a ser bem treinados nas artes da palpação e da percussão, à custa da inspeção. Concordamos com as palavras de Sir Dominic Corrigan (1853): "O problema com muitos médicos não é que eles não saibam o suficiente, mas que eles não enxergam o suficiente." Lembre-se da importância da comunicação não verbal. Quando você olhar, descreva o que vê. É estranho o quão difícil

EXAMINANDO A CRIANÇA **3**

pode ser traduzir as observações em palavras. Dizer, por exemplo, "garoto de aparência estranha" (um termo pejorativo, censurável para alguns) sem poder descrever o que é "estranha" é cômico. O caminho para o diagnóstico em muitos problemas dermatológicos é definir em palavras o que se vê. Com demasiada frequência, os termos descritivos iludem o estudante e ele salta para diagnósticos como isca no anzol.

A *identificação de síndromes* está nos olhos e no computador mental do observador. Os estudantes não precisam ser especialistas em síndromes. No entanto, devem ser capazes de reconhecer a síndrome de Down, anormalidades congênitas óbvias ou dismorfismos significativos.

Primeiro conheça o normal. Depois, o anormal ou diferente se tornará aparente. Pergunte a si mesmo: "O que há de estranho nesse rosto?". Em seguida, descreva em termos simples os aspectos relevantes – olhos alargados, orelhas de implantação baixa, "nariz arrebitado", palato arqueado – que contribuem para suas suspeitas.

Você deve tentar examinar tanto com os olhos quanto com as mãos. Você também deve tentar ouvir a criança "falando com o corpo" – observando que muitas queixas físicas da infância têm uma base comportamental subjacente.

Use seus outros sentidos – toque, olfato, paladar (ocasionalmente) – para auxiliar no diagnóstico. Ampliaremos estes depois. O médico de crianças precisa ter um toque gentil (teorias de coração quente e mãos frias simplesmente não funcionarão), saber improvisar (em outras palavras, fazer o que pode quando pode e não aderir a uma abordagem rígida de exame), mas ser completamente sensível.

Será necessário entreter o bebê ou distrair a atenção da criança ao fazer o exame. Os **truques de distração** (bom senso mesmo!) descritos abaixo podem ajudar:

- Brincar com os bebês e as crianças.

3 EXAMINANDO A CRIANÇA

- Fazer cócegas nos bebês (as cócegas aparecem aos 3 meses de idade).
- Brincar de esconder o rosto.
- Fazer sons com a boca para bebês.
- Soprar o rosto (eles gostam bastante disso).
- Deixar que as crianças brinquem com os instrumentos de exame.
- Dar aos bebês algo para segurar.
- Pedir que a mãe balance um brinquedo atraente ou uma luz brilhante.
- Falar bobagens para crianças pequenas – elas têm bom senso de humor e podem pensar que você é um idiota simpático.

Você pode fazer qualquer coisa com crianças se apenas brincar com elas.

Otto von Bismarck (século XIX)

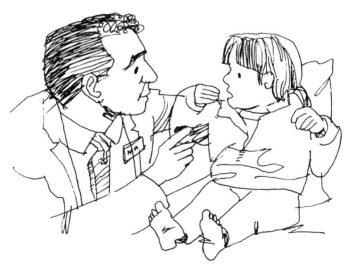

Fig. 3.4 Estabeleça contato visual e harmonia com a criança.

EXAMINANDO A CRIANÇA **3**

Cumprimente a criança com um aperto de mão: curiosamente, até as crianças pequenas podem apreciar essa formalidade. Espero que você tenha permitido que ela estabelecesse contato visual com você; o contato sensorial social pode facilitar que você use suas mãos no exame. Em outras palavras, antes de começar, tente encontrar a harmonia.

Antes de prosseguirmos para discutir o exame físico detalhado em diferentes idades e regiões do corpo, gostaríamos de lembrá-lo dos quatro Cs do exame clínico que você deve tentar alcançar:

- Confiança – da criança em você (e em si mesmo)
- Competência – em lidar com crianças
- Completude – do exame
- Conclusão – você pode resumir e tirar conclusões do que encontrou?

O QUE NÃO FAZER

Não confunda o *gênero* da criança. Isso é compreensivelmente um fator de aborrecimento para os pais. Eles começam a se perguntar se você está falando sobre o filho deles. Nunca generalize. É uma falha frequente, e com certeza provocará ira em certos colegas e examinadores.

Nunca manuseie uma criança *bruscamente*. Gentileza deve ser a marca do bom médico de criança. Costumam-se usar: "A culpa é minha se a criança chora". Não é preciso ir tão longe, mas tente não causar sofrimento durante o exame físico.

Não fale com desdém na frente das crianças. Os ouvidos menores estão mais sintonizados com a conversa dos médicos do que você imagina. Nunca se refira a uma criança como "criança estranha" na frente dos pais ou sem antes ver os pais. O termo "dismórfico" pode ser mais apropriado.

Não deixe o bebê cair; eles podem ser escorregadios e enrugados, especialmente se cobertos de *vernix caseosa*. Nossa experiência de um estudante deixando um bebê cair (felizmente sem

39

3 EXAMINANDO A CRIANÇA

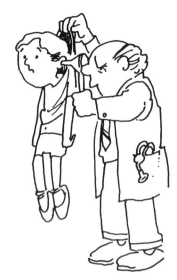

Fig. 3.5 Não manuseie uma criança bruscamente.

danos) ao demonstrar o reflexo de Moro aos examinadores foi positiva.

Não use *termos potencialmente preocupantes* na frente dos pais sem explicá-los. O termo "tumor pilórico" pode parecer inofensivo para você. No entanto, para o leigo, tumor significa câncer. Da mesma forma, apresentamos o diagnóstico "hematúria recorrente benigna" aos pais com esclarecimento e tranquilização, sem perceber que alguns interpretam a palavra "benigna" como sugerindo que o sangue urinário vinha de um câncer benigno no rim. Muitas vezes, é prudente dizer aos pais de crianças anêmicas: "Claro, não é leucemia". O medo do câncer esconde-se na mente de muitos pais, às vezes, em ocasiões que nunca acontecem com os médicos assistentes.

Não avalie mal a *idade* da criança – crianças são extremamente sensíveis a essa situação. Melhor superestimar do que subestimar a idade.

EXAMINANDO A CRIANÇA **3**

Não desrespeite o recato intrínseco de cada criança – que variará entre as sociedades. Algumas crianças não se importam de estar completamente despidas; outras podem precisar de explicação ou um acordo.

APONTAR PARA A PARTE QUE DÓI

Dor é um motivo comum para consulta pediátrica. Claramente, a maior parte da história relativa à dor será esclarecida pelos pais. No entanto, você deve sempre pedir à criança que tente descrever *sua* dor.

A criança pré-escolar certamente não terá o vocabulário e as habilidades de comunicação para descrever suas dores, mas pode certamente apontar. Então, peça a ele que mostre onde está doendo. Ele pode, muitas vezes, identificar o local apropriado.

A criança mais velha deve ser solicitada a descrever a dor, sempre verificando sua precisão e veracidade com os pais. Uma boa mãe frequentemente persuadirá a criança sem ser solicitada: "A dor é sua, tente falar com o médico sobre isso".

Onde está a dor?
Mostre-me onde está?
Como é?
O que você faz quando a sente?
Isso faz você chorar?

Se a criança puder apontar o local, isso deve ser registrado em suas anotações – "dor de cabeça temporal esquerda" em vez de apenas "dor de cabeça", ou "dor na parte superior das coxas à noite" em vez de apenas "dores nos membros".

Uma criança pequena ou pré-escolar pode resistir ao exame abdominal. No primeiro caso, técnicas de distração podem ser tentadas. Se isso falhar, use a mão da criança para guiar a sua ao redor do abdômen. Uma criança irritada pode permitir que você avalie a dor abdominal ou a sensibilidade dessa maneira.

41

3 EXAMINANDO A CRIANÇA

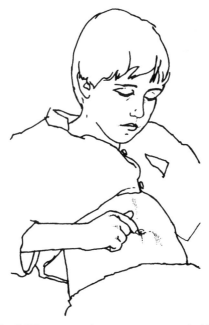

Fig. 3.6 Peça que a criança aponte para onde dói.

Não é raro encontrar a criança com dor abdominal recorrente que é "nervosa" e que parece demonstrar sensibilidade à palpação, especialmente na fossa ilíaca direita. Em caso de dúvida quanto ao significado dessa "sensibilidade", um truque útil é dizer: "Eu só vou ouvir com meu estetoscópio". Coloque-o suavemente sobre o abdome e, de fato, escute, mas gradualmente aumente a pressão. Muitas vezes, uma pressão bastante firme pode ser tolerada onde anteriormente havia "sensibilidade dolorosa".

A criança cuja dor se movimenta de maneira errática, atravessando barreiras anatômicas e desobedecendo dermátomos, provavelmente está incorreta. Por outro lado, a criança cuja dor a desperta de seu sono, perturba atividades prazerosas ou faz com que ela chore, precisa ser valorizada.

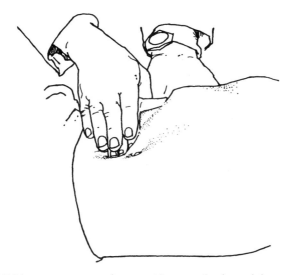

Fig. 3.7 Crianças pequenas podem permitir que você palpe o abdome sobre a mão delas.

Falta de vontade de se mover ou usar um membro pode sugerir dor. Não gostar de ser manipulado é típico do meningismo. A dor pleurítica pode ser evidente pela imobilização de apenas um dos lados do tórax – um sinal pouco frequente e sutil que nem mesmo os pediatras experientes percebem. As crianças pequenas têm semelhanças com os animais de estimação – quando estão doentes ou com dor, deitam-se sem que seja necessário pedir.

A única vez que as crianças dizem a verdade é quando estão com dor.

Bill Cosby

Não concordamos completamente com essa afirmação, mas aceitamos o sentimento de que a dor da criança não é invenção.

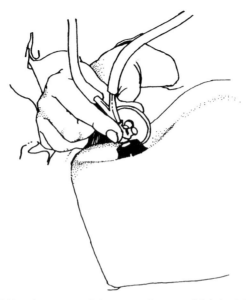

Fig. 3.8 Usando o estetoscópio para avaliar a sensibilidade abdominal.

REUNINDO AS INFORMAÇÕES

No que diz respeito aos estudantes de graduação, o diagnóstico em si não é importante. O importante é a capacidade de fazer uma anamnese completa, obter os sinais físicos relevantes após o exame e tentar interpretá-los. Com base na anamnese e nos achados físicos, o aluno pode ser capaz de construir um diagnóstico ou uma série de possíveis diagnósticos.

Os estudantes devem estar preparados para escrever suas descobertas para a análise pública. Podem-se dar ao luxo de errar como estudante e aprender com esses erros. Estar errado pode prejudicar a dignidade de um médico, depois de formado – em nossa opinião, deveríamos estar mais preparados para dizer: "Não sei, mas vou me informar". Os alunos podem cultivar a prática de escrever coisas que não entendem ou descobertas cuja explicação não está clara (por exemplo: qual é a fisiologia do bocejo?) e de buscar as respostas.

Deve-se tentar chegar a conclusões no fim da anamnese e do exame físico. Por exemplo:

Problemas

1. Convulsão febril.
2. Amigdalite folicular.
3. Sopro inocente.

Pode ser útil adicionar um pós-escrito:

Preocupações da mãe

1. Dano cerebral.
2. Sobrinho morreu de meningite.

e lidar com isso antes da alta.

Se pouco convicto de suas conclusões, a anotação final pode ser:

Impressão

1. Atraso no crescimento.
2. Possível anemia.
3. Considerar má absorção.

Observação: Pais pequenos e pobres, sem medições anteriores.

Deve-se afirmar que o diagnóstico diferencial tende a desempenhar um papel menos importante na pediatria do que na medicina de adultos, na medida em que muitas doenças infantis são entidades simples e sem complicações, em comparação com as condições complicadas, cumulativas e degenerativas da vida adulta. No entanto, pode ser necessário considerar e construir um diagnóstico diferencial para linfadenopatia difusa, poliartrite, encefalopatia aguda, ataxia, hematúria e muitas outras condições clínicas.

3 EXAMINANDO A CRIANÇA

Os alunos de hoje em dia, com conhecimentos de informática, podem gostar da abordagem das palavras-chave: anotar as descobertas positivas importantes e as descobertas negativas relevantes e tentar responder:

Erupção cutânea eritematosa
Fenômeno de Raynaud
Artrite pauciarticular
Alopecia
Perda de peso
Glândula parótida aumentada.

O exemplo acima sugere um distúrbio do tecido conjuntivo.

Ao registrar as descobertas físicas de crianças com distúrbios múltiplos ou crônicos, a abordagem baseada em problemas tem muito a recomendar. A Tabela 3.1 mostra um exemplo das anotações de uma criança com espinha bífida.

A lista pode ser ampliada, mas esperamos que você tenha entendido a mensagem. A detecção e o diagnóstico de problemas só são úteis se puderem levar a um plano de ação para sua resolução.

Tabela 3.1 Exemplo de abordagem baseada no problema	
Problema	**Plano**
Mielomeningocele	Corrigido após o nascimento
Hidrocefalia, derivação ventriculoperitoneal	Verificar função
Escoliose moderada	Fisioterapia, postura
Constipação	Discutir dieta, cuidados
Incontinência urinária	Autocateterização?
Baixa estatura	Nenhuma ação
Paralisia dos membros inferiores	Fisioterapia, dispositivos de locomoção

EU NÃO SEI

Ensine sua língua a dizer:

Eu não sei.

Maimônides (1135-1204)

Os médicos gostam de se cercar de uma aura de onisciência (quantos médicos vão consultar um livro diante dos pacientes?). Não se espera que os alunos saibam tudo. Se lhe fazem uma pergunta para a qual você não tem resposta, esteja preparado para dizê-lo, em vez de tentar adivinhar. Mas você deve, mais tarde, estar preparado para buscar a resposta, solução ou informação ou pedir para alguém apropriado ajudá-lo a descobrir.

Uma mente constantemente questionadora irá atendê-lo bem durante sua carreira. As últimas páginas deste livro podem ser preenchidas com perguntas que precisam de respostas. Acima de tudo, não seja tímido em perguntar. Perguntas simples geralmente fornecem respostas fascinantes.

LÓGICA DIAGNÓSTICA

O propósito da consulta entre médicos e pais de crianças doentes é estabelecer a causa de suas preocupações, alcançar, se possível, um diagnóstico, e formular um plano de investigação e tratamento apropriados. O diagnóstico é, essencialmente, um processo de lógica dedutiva.

A anamnese, devidamente colhida, estabelece fatos. Histórias produtivas dependerão de uma escuta atenta e de saber quando e onde fazer as perguntas mais importantes.

O exame físico, devidamente conduzido, deve produzir os achados. Os fatos e os resultados são examinados e espera-se que o raciocínio clínico sugira um diagnóstico ou um diagnóstico diferencial. Isso implica em considerar e ponderar os fatos e descobertas relevantes ou produzir uma lista de problemas. O bom aluno prima

3 EXAMINANDO A CRIANÇA

pela capacidade de resumir e sintetizar as informações críticas coletadas a partir da consulta clínica.

Muitas vezes, em nossas clínicas, perguntamos aos alunos:

- Você já formou uma impressão do(s) problema(s) apresentado(s)?
- Você pode resumir o problema principal?
- Você está se aproximando de um diagnóstico definitivo?
- Você pode formular uma hipótese diagnóstica diferencial e ponderar a evidência?

Pense nas informações essenciais que você precisaria coletar para responder aos seguintes quadros clínicos:

- Criança de 7 anos de idade ainda molhando a cama.
- Menina de 8 anos com desenvolvimento precoce da mama.
- Criança com múltiplas contusões na testa.
- Criança de 2 anos de idade que fala apenas monossílabos.

O bom diagnosticador capta as dicas e pistas de alerta, faz perguntas investigativas e pensa de forma lógica: um amálgama de bom senso, instinto, experiência e observação.

Observe, registre, organize, comunique, use seus cinco sentidos.
William Osler

A criança que está bem é vivaz, tem boa coloração, é interativa, geralmente prestativa e capaz de atender a todas as suas solicitações clínicas prontamente e de forma confiável. As crianças sadias serão examinadas em consultórios, clínicas infantis e por médicos da escola. Por favor, pratique o exame de crianças saudáveis quando puder!

IDENTIFICANDO SÍNDROMES

Estudantes de graduação em medicina *não* precisam ser especialistas em reconhecer síndromes e grandes malformações congênitas, mas devem iniciar o básico de reconhecimento e descrição de

EXAMINANDO A CRIANÇA **3**

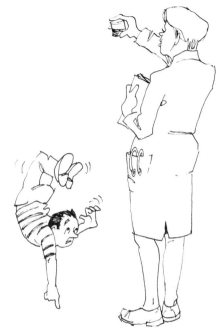

Fig. 3.9 Uma criança obviamente saudável.

bebês e crianças dismórficos. Vamos começar com a síndrome de Down, a anormalidade cromossômica mais frequente observada na prática pediátrica. O segredo é descrever o que você vê, pegar as pistas e reunir as palavras-chave:

- Cabeça pequena.
- Rosto redondo.
- Dobras epicânticas.
- Língua protusa.
- Baixa estatura.
- Nariz antevertido.
- Pregas palmares transversais.
- Dedos grossos.

3 EXAMINANDO A CRIANÇA

- Quinto dedo curto.
- Hipotonia.
- Atraso no desenvolvimento motor e cognitivo.
- Muitos problemas clínicos associados.

As outras trissomias, as síndromes de Edwards e Patau, raramente são vistas nas enfermarias infantis, já que a morte prematura é a norma.

A síndrome de Turner, pelo contrário, é muito mais sutil. O clássico exemplo da síndrome XO (pescoço alado, mamilos largos, linfedema de mãos e pés, baixa estatura) não é comumente visto e muitos exemplos da síndrome de Turner podem ser mosaicos XX/XO ou outras variações cromossômicas.

Alunos que passam parte do seu rodízio em pediatria em um centro terciário podem ver crianças com mucopolissacaridose (síndrome de Hurler + variantes), síndrome de deleção do cromossomo 22 (síndrome cardiofacial), síndrome alcoólica fetal e exemplos de acondroplasia. Tudo o que se espera dos estudantes de graduação é uma tentativa de descrever os dismorfismos, uma capacidade inicial de reunir palavras-chave e uma ideia básica de onde consultar em seguida. Alunos com conhecimentos de informática podem conhecer o OMIM (Online Mendelian Inheritance in Man) ou sua biblioteca pode possuir o London Dysmorphology Database ou o programa POSSUM da Austrália. O melhor texto de referência é *Smith's Recognizable Patterns of Human Malformation.*

Um colega falecido, com disformismos, costumava perguntar aos alunos: "Como você reconhece a tia Molly?" *Resposta*: "Porque você já a viu!" Uma boa olhada, um pouco de conhecimento e um computador programado é tudo o que os estudantes de graduação precisam. Espera-se que os estudantes de pós-graduação e os estagiários de pediatria desenvolvam suas habilidades clínicas, estimulem seus sentidos e reconheçam progressivamente as síndromes pediátricas com experiência e amadurecimento.

4

Exame em diferentes idades

Recém-nascido   51
Exame de seis semanas   74

A criança com doença aguda   79
A criança assustada   83

A pediatria é uma especialidade limitada pela idade e não pelo sistema.

Apley

RECÉM-NASCIDO

A grande maioria dos recém-nascidos teve uma existência intrauterina normal, um parto normal, está em boas condições ao nascimento e é fisicamente normal. No entanto, existe uma variação considerável em tamanho, forma e aparência dentro da normalidade, a qual depende dos pais, familiares, e de fatores genéticos e étnicos. A base da medicina pediátrica só é estabelecida quando o aluno examinou pessoalmente um grande número de recém-nascidos normais, bebês, pré-escolares e crianças mais velhas. A mensagem, portanto, é: conheça o espectro normal.

51

4 EXAME EM DIFERENTES IDADES

Sala de parto

Todos os recém-nascidos devem ser examinados ao nascer para observar sua condição geral e descartar anomalias importantes. O escore de Apgar (Tabela 4.1) é valiosa porque determina se a ressuscitação é necessária ou não, e é aceita internacionalmente. Uma pontuação baixa (< 5) aos 5 minutos parece estar relacionada ao desenvolvimento a longo prazo. O achado de artéria única no exame do cordão pode ter valor quanto à possibilidade de anormalidades ainda ocultas. Tendo estabelecido que o bebê não requer cuidados especiais ou intensivos, e é evidentemente normal, os pais são devidamente informados.

Ala pós-natal

Um exame adicional é geralmente realizado no terceiro dia, momento em que o bebê está quase irreconhecível em comparação ao exame no parto – pele bonita e rosada, cabeça assumindo forma normal, cabelo penteado e alimentando-se bem. O exame nesta

Tabela 4.1 Escore de Apgar			
Sinal	**Pontuação**		
	0	1	2
Cor	Cinose central, pálido	Tronco rosado Cianose de extremidades	Completamente rosado
Frequência cardíaca	Ausente	< 100	> 100
Irritabilidade reflexa	Nenhuma	Faz caretas	Chora
Tônus/ atividade	Flácido	Alguma flexão das extremidades	Movimento ativo
Esforço respiratório	Ausente	Bradpneia, irregular	Choro forte

fase é muito mais detalhado. A mãe, e se possível, o pai, devem estar presentes. Explicação deve ser oferecida conforme o exame prossegue e cada teste descrito conforme está sendo executado. A mãe é particularmente influenciada pela aparência de seu bebê: incluir tamanho (ele está em percentis normais?), aparência facial, cor e textura da pele, hematomas, abrasões, marcas de arranhão, erupções cutâneas e hemorragia subconjuntival. Esta última é facilmente compreendida se a mãe sofreu o mesmo como resultado do trabalho de parto.

Erupção cutânea eritematosa é comum; isso é quase certamente eritema tóxico. A descamação da pele que foi exposta ao mecônio é normal. Isto pode ser confirmado pela descoloração do coto do cordão umbilical e pela presença de unhas manchadas. As unhas costumam ser longas e, apesar de moles, podem causar marcas de arranhão. As unhas dos pés muitas vezes parecem estar encravadas e isso não tem importância.

Icterícia é mais bem observada na esclera, pele e membranas mucosas, de preferência na luz do dia. Sempre desligue as luzes da unidade de fototerapia ao tentar determinar a icterícia. Acreditamos que continua sendo uma boa prática (embora falível) tentar determinar o grau de icterícia clinicamente, mas sempre meça a bilirrubina sérica de bebês com icterícia. A fototerapia pode induzir à síndrome do "bebê bronzeado".

Cabeça e face

Como a aparência do bebê é motivo de preocupação para a mãe, a inspeção e o exame da cabeça e do rosto devem ser realizados primeiro. Trauma local é comum e inclui bossa e moldagem, escoriações leves do couro cabeludo, marcas de fórceps, contusões faciais inespecíficas, hemorragia subconjuntival e, ocasionalmente, céfalo-hematoma. Em geral, essas condições se resolvem espontaneamente na primeira semana, com a notável exceção do céfalo-hematoma, que se calcifica e desaparece em 2 a 3 meses. Céfalo-hematoma é mais comumente encontrado sobre o osso parietal e confinado às suas bordas. Ocasionalmente, ambos os ossos parietais estão

4 EXAME EM DIFERENTES IDADES

envolvidos. Raramente a condição pode envolver o osso occipital quando a possibilidade de uma encefalocele deve ser considerada.

A assimetria da face pode, ocasionalmente, ser devida a uma paralisia transitória do sétimo par craniano, que quase sempre resulta de um parto a fórceps. A forma da cabeça varia consideravelmente durante a primeira semana. Uma moldagem craniana significativa ocorre em alguns bebês. A pressão intrauterina (quando o feto está em posição pélvica) pode produzir uma cabeça alongada com protuberância occiptal. A deflexão, que dá origem à apresentação de face, pode estar associada a hematomas e edema graves da face, pálpebras e lábios. O sinal de Chvostek (percussão do nervo facial → espasmos dos músculos periorais) é um achado normal no recém-nascido.

A plagiocefalia não é um achado incomum relacionado à posição intrauterina. A cabeça está ligeira ou visivelmente assimétrica. O simples truque de colocar um dedo em cada orelha da cabeça virada para a frente demonstrará prontamente a plagiocefalia.

A fontanela anterior normalmente está aberta e pode variar de 1 cm a 4 ou 5 cm de diâmetro. As suturas cranianas costumam ser móveis e a fontanela posterior pode aceitar a ponta do dedo.

Orelhas

Orelhas podem ser de diferentes formas e tamanhos e a quantidade de cartilagem pode variar. Uma orelha de implantação baixa, onde a extremidade superior do pavilhão auricular está abaixo de uma linha horizontal a partir do canto externo ocular, não é sinônimo de síndrome. Nem a presença de apêndices pré-auriculares.

EXAME EM DIFERENTES IDADES 4

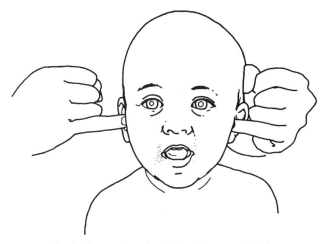

Fig. 4.1 Demonstrando plagiocefalia em um bebê.

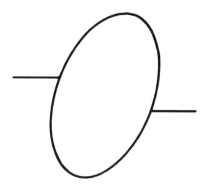

Fig. 4.2 Plagiocefalia.

4 EXAME EM DIFERENTES IDADES

Boca

O formato da boca varia e uma mandíbula inferior inclinada reflete apenas a postura intrauterina da cabeça. Procure pela presença de um dente, examine as gengivas anterior e posteriormente para excluir rânula ou cisto, verifique o tamanho e formato da língua.

O frênulo lingual estende-se da superfície inferior da língua até o assoalho da boca e está presente em todas as crianças. A cirurgia no frênulo raramente é necessária se houver interferência na protrusão da língua ou no crescimento da ponta da língua. O palato mole e a úvula devem ser observados.

Termos: cabeça	
Bossa frontal	= proeminência da testa, ou seja, parte do osso frontal
Craniotabes	= ossos do crânio moles à compressão

Termos: formatos de crânio	
Escafocefalia	= cabeça em formato de barco (longa, estreita)
Macrocefalia	= cabeça grande (sinônimo = megalencefalia)
Microcefalia	= cabeça muito pequena
Plagiocefalia	= paralelograma (assimetria) da cabeça
Turricefalia	= cabeça alta (sinônimo = acrocefalia)
Braquicefalia	= cabeça chata (cabeça curta)
Sinostose	= fusão prematura de ossos adjacentes
Trigonocefalia	= cabeça triangular

Olhos

Edema das pálpebras é comum, mais particularmente no bebê prematuro. Contusões também podem estar presentes. Devido ao edema, a abertura ocular pode ser difícil; se o examinador segurar o bebê na posição ereta ou de bruços, na maioria dos casos, os olhos se abrirão. Avalie hemorragia conjuntival, transparência da córnea, evidência de catarata. Compare o tamanho do olho e, em caso de dúvida, apalpe os olhos para confirmar o tamanho e a pressão do globo ocular.

Estrabismo é comum, embora raramente paralítico, caso em que o sexto nervo craniano costuma estar envolvido. Acúmulo de fluido lacrimal com infecção secundária é extremamente comum e resulta da drenagem incompleta do ducto nasolacrimal. Se houver secreção purulenta abundante, uma infecção específica, como a oftalmia gonocócica, deve ser considerada.

Sistema respiratório

O sistema respiratório é mais bem examinado por meio da observação. Observação da cor dos lábios, da mucosa e da pele do bebê e observação da frequência e esforço respiratórios são infinitamente mais importantes do que a percussão ou a ausculta. A observação deve incluir a frequência respiratória (normalmente 30 a 50 por minuto em repouso), o ritmo e o trabalho respiratórios. A respiração normal do recém-nascido é silenciosa, sem esforço e, predominantemente, diafragmática. Há mais movimento abdominal do que torácico.

Problemas respiratórios são comuns no recém-nascido e manifestam-se por taquipneia, aumento do esforço respiratório e cianose. O bebê pode desenvolver retração e ritmo respiratório irregular. O aluno deve comentar sobre o formato do tórax e o uso dos músculos acessórios da respiração.

Termos: respiração	
Taquipneia	= frequência respiratória > 60 por minuto
Retração esternal	= afundamento do esterno na inspiração
Recessão intercostal	= retração excessiva dos músculos intercostais durante a respiração
Respiração periódica	= ritmo alternado de respiração com períodos de apneia (comum em prematuros)

Sistema cardiovascular

Inicialmente observar cor, esforço respiratório, formato do tórax, saliência precordial. A localização da traqueia e o impulso apical são importantes. A posição do impulso apical pode ser difícil de localizar, mas geralmente está entre o quarto e o quinto espaço na linha hemiclavicular. Sopros precordiais não são incomuns no recém-nascido e devem sempre ser pesquisados. A palpação dos pulsos braquial e femoral pode exigir concentração total, tendo em mente que muita pressão pode obliterá-los. O melhor conselho é a prática repetitiva.

Os sons cardíacos devem ser ouvidos no ápice e na base, observando a primeira bulha no ápice e a segunda na base. Não é raro uma terceira bulha cardíaca fisiológica ser ouvida. A frequência cardíaca varia de 100 a 140 por minuto. Ocasionalmente, as extrassístoles podem ser observadas e, geralmente, não são significativas. O bloqueio cardíaco sem uma anomalia estrutural do coração é extremamente raro e pode ser diagnosticado no período pré-natal.

Sopros sistólicos são comuns e geralmente mais bem ouvidos ao longo da borda esternal esquerda. Um sopro localizado, curto e agudo que não propaga costuma ser benigno e, na ausência de qualquer outro achado positivo, é feito um diagnóstico de sopro inocente. Como precaução, isto deve ser verificado novamente antes da alta e depois de 3 e 6 semanas. O aluno só deve se preocupar com sopros sistólicos nessa faixa etária. Ouça o máximo possível – examine, examine, examine! Com a prática e em bebês mais velhos, você pode captar os sopros diastólicos, pois a frequência cardíaca é mais lenta.

Abdome

Mais uma vez, primeiro observe. O abdome geralmente está um pouco distendido – mais ainda depois de uma mamada (por isso, pergunte!).

EXAME EM DIFERENTES IDADES 4

Respiração é refletida no movimento abdominal por meio do diafragma e isso é normal. Em caso de dúvida sobre distensão meça em um determinado ponto acima ou abaixo do umbigo. Observe o umbigo. Está evoluindo adequadamente – tem algum sangue ou secreção? Tem cheiro? Existe inflamação periumbilical? A veia umbilical está visível? Está inflamada? Assegure à mãe que o cordão cai espontaneamente em torno do quarto ou quinto dia. Existe alguma evidência de uma hérnia umbilical precoce? Ocasionalmente, a palpação do abdome pode fazer com que o bebê regurgite muco ou alimento. Portanto, tenha muito cuidado.

Palpe o abdome suavemente (com a ajuda de uma chupeta, se necessário). Use a mão direita para examinar o baço, cuja borda em geral é facilmente palpável. Não importa de que lado você inicia o exame do abdome de um recém-nascido – basta estar confortável. Verifique a borda do fígado colocando a palma entre o umbigo e a crista ilíaca direita. Sinta o abdome e, em seguida, avance lentamente para a caixa torácica. Lembre-se de que o lobo direito do fígado é o que você vai encontrar primeiro. A borda do fígado costuma ser macia e facilmente passa despercebida. Quase sempre é palpável até 2 a 3 cm abaixo da margem costal. Há pouca dúvida de que os rins na maioria dos recém-nascido podem ser palpados, particularmente os polos inferiores. No entanto, isso não é fácil e requer considerável prática. O método mais adequado é colocar uma mão sob a região lombar superior, exercendo pressão suave para cima, enquanto faz a palpação com a outra mão. O examinador está pesquisando a presença de ambos os rins e se eles estão ou não aumentados.

A bexiga (quando cheia) é um órgão abdominal no recém-nascido e é mais bem percebida aproximadamente 15 minutos depois de uma mamada. Começando logo abaixo do umbigo, usando o indicador e o segundo dedo e o polegar, procure delicadamente a bexiga, movendo gradualmente a pega em pinça para baixo até senti-la. Quando a bexiga está palpável, uma massagem suave produzirá uma contração, após a qual uma amostra de fluxo pode ser obtida sem contaminação. Uma bexiga grande costuma ser observada

4 EXAME EM DIFERENTES IDADES

quando a criança tem encefalopatia por asfixia ou um grave defeito no tubo neural.

Observe que os gânglios linfáticos inguinais costumam ser palpáveis no recém-nascido e são um achado normal.

Órgãos genitais

Feminino. Os lábios podem estar bastante vermelhos e os pequenos lábios podem não estar cobertos, particularmente no bebê prematuro. A fusão labial às vezes está presente e é facilmente resolvida, caso necessário. Pólipos vaginais são comuns e devem ser ignorados. Eles desaparecerão espontaneamente durante a primeira semana. Hemorragia vaginal ("menstruação neonatal") ocorre ocasionalmente. Contusões podem estar presentes, especialmente se o bebê teve um parto pélvico. Deve-se observar aumento da pigmentação e aumento do clitóris.

Masculino. O pênis tem tamanho e formato normais? Existe alguma evidência de hipospádia? (A epispádia é extremamente rara.) A hipospádia é comumente glandular (ou coronal), infrequente no corpo (pênis) e raramente na base (perineal). Os testículos são palpáveis e de tamanho normal? Se os testículos não estiverem na bolsa escrotal, comece na área inguinal e palpe para baixo. Se um testículo parece maior que a média, considere hidrocele (comum) e confirme por transiluminação. Pode haver uma hérnia inguinal associada, que é mais comum em homens, particularmente nos prematuros. Muito raramente, um testículo aumentado pode ser devido à torção; o testículo fica duro e pálido.

Sistema musculoesquelético

O exame dos ossos, articulações, ligamentos e músculos anexos é de fundamental importância no recém-nascido.

Quadril luxado

O termo displasia do desenvolvimento do quadril (DDQ) substituiu o termo luxação congênita do quadril. O exame clínico do quadril luxado ou deslocado não é totalmente confiável. O exame de ultrassom é usado para complementar o exame clínico.

A verdadeira luxação é rara no nascimento, com a notável exceção do bebê com defeito grave do tubo neural (meningomielocele). O quadril instável, no entanto, é comum e ocorre em aproximadamente 15 a 20 por 1.000 nascidos vivos. Essa condição é extremamente incomum no prematuro. Em geral, o quadril instável é mais comum no sexo feminino, exceto após a apresentação pélvica, onde o risco é igual em ambos os sexos. *Talipes calcaneo valgus* também pode estar associada a ele. O envolvimento do quadril esquerdo é duas vezes maior de que do do quadril direito.

Quanto mais cedo o exame do quadril for realizado, melhor. Agora, o dia 1 é o dia de escolha com a melhor chance de diagnóstico positivo. Em geral, o método de exame de Barlow é o preferido. É importante que o bebê seja colocado em uma mesa plana

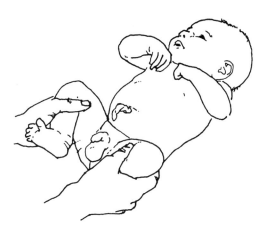

Fig. 4.3 Exame do quadril do recém-nascido.

4 EXAME EM DIFERENTES IDADES

(aproximadamente na altura da cintura do examinador), na posição de decúbito dorsal e, se possível, relaxado. Posicione os quadris e joelhos em 90° e segure os dois joelhos entre o polegar e o indicador e o segundo dedo, cujas extremidades estão sobre o trocanter externo de cada fêmur. Pressione os quadris gentilmente para trás e, em seguida, abduza e levante com os dedos externos – se o quadril estiver solto, uma sensação de aperto é notada ao levantar a cabeça do fêmur de volta no encaixe. Quanto mais suave for esse teste, melhor será a resposta. É importante ser gentil ao realizar este teste e certamente ele não deve ser feito repetidamente. É muito fácil danificar a articulação do quadril. A abdução total da articulação do quadril nunca deve ser realizada durante o exame físico.

Teste de Ortolani (realocação). O teste de Ortolani reduz um quadril deslocado na articulação. O clique é causado pela cabeça cruzando o acetábulo. Uma maneira de lembrar disso é:

$$\underline{O}RTOLAN\underline{I} = O, I \ (OUT = \text{fora} \rightarrow IN = \text{dentro})$$

Lembre-se de que os testes de Barlow e Ortolani só podem ser realizados no período neonatal. Com 6 semanas de vida estas manobras são improdutivas por causa do aumento do tônus muscular. Após 6 semanas, o único teste clínico confiável para luxação é a abdução limitada do quadril.

Pés

A mobilidade das articulações dos pés é o principal fator que determina a necessidade de tratamento ou não tratamento. Deformidades do pé são comuns e variam em tipo.

Tarso varus. É bastante comum – algum grau ocorre em praticamente todos os bebês. O pé fica virado para dentro, em diferentes graus, nas articulações do tarso. A regra é recuperação espontânea, embora manipulação transitória ocasional e massagem possam ser necessárias.

Calcâneo valgo. Esta condição também é comum e parece ocorrer mais frequentemente no período pós-termo e pode, ocasionalmente, estar associada a um quadril luxado. O dorso do pé está em uma posição próxima à canela. Conforme o tônus muscular da panturrilha aumenta, o pé é puxado para a posição normal; isso geralmente ocorre dentro de 6 a 8 semanas.

Talipes equino varus (pé torto primário). Esta condição ocorre em 1 por 1.000 nascimentos e é duas vezes mais comum no bebê do sexo masculino. Em 50% dos casos é bilateral. Geralmente, há uma deformidade estrutural fixa com envolvimento do antepé e do retropé e desgaste associado dos músculos da panturrilha. Manipulação precoce e fixação é aconselhável.

Outras pequenas anomalias dos dedos ocorrem, incluindo cavalgamento (geralmente 3° ou 4°) e sobreposição do quinto dedo do pé. As unhas dos pés sempre aparecem encravadas no recém-nascido – este é um fenômeno normal. O tratamento geralmente não é necessário para nenhuma dessas condições.

Variantes menores, não anomalias menores:

- Arqueamento leve a moderado da perna.
- Sindactilia leve do 2° e 3° dedos do pé.
- Fosseta (*dimple*) sacral rasa.
- Hidrocele.
- Prega palmar superior única.

Coluna vertebral

O exame dos processos espinhais deve ser realizado com o bebê deitado em decúbito ventral e palpando cada processo espinhal. Ocasionalmente, uma espinha bífida oculta ou um seio dérmico pode ser observado. Mais frequentemente, uma fosseta pós-anal está presente; isso é irrelevante (Tabela 4.2), e os pais devem ser tranquilizados.

4 EXAME EM DIFERENTES IDADES

Tabela 4.2 Tipos de malformação congênita		
Sistema	**Principal**	**Menor**
Craniofacial	Fenda labial/palato Sinostose sutural	Plagiocefalia
Abdominal	Onfalocele/gastrosquise	Hérnia umbilical
Coluna vertebral	Defeito do tubo neural	Fosseta sacral
Pé	Tálipe equinovaro	Sindactilia do 2-3 dedo dos pés

Sistema nervoso central

O exame desse sistema no recém-nascido é totalmente diferente daquele da criança mais velha. É a avaliação da postura e do tônus, movimento e reflexos primitivos. Portanto, muita informação pode ser obtida (mais uma vez) passando alguns minutos observando a criança. Em geral, a postura é predominantemente fletida, embora a postura intrauterina anormal possa alterá-la: por exemplo, pélvica com extensão MMII ou a cabeça defletida. A postura em flexão completa não é totalmente adotada até 37 semanas de vida. Observe os movimentos dos membros – eles são normais? Há uma grande variação que vai desde movimentos trêmulos de um ou de todos os membros até abalos, ambos podem ser normais. Sinta os membros superiores e inferiores, estabeleça o recuo do flexor e compare. Se houver dúvida, o exame deve ser repetido com a cabeça na linha média. Tendo a "imagem da postura", avalie o tônus fazendo o teste de tração no pescoço. Aqui as mãos são firmemente seguras e a criança é puxada para a posição sentada. A cabeça deve flexionar e seguir a tração para a posição vertical, mantendo-se assim momentaneamente. Este é um teste importante (ver Fig. 4.4).

A *suspensão vertical* é avaliada segurando o bebê sob cada axila. O bebê normal sustenta-se nessa posição. O bebê a termo que desliza sugere hipotonia.

EXAME EM DIFERENTES IDADES 4

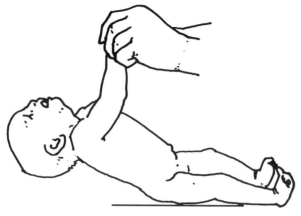

Fig. 4.4 Tração do pescoço.

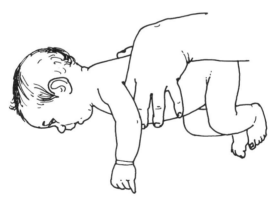

Fig. 4.5 Suspensão ventral.

A *suspensão ventral* é avaliada colocando o bebê em decúbito ventral na palma da mão. Na resposta normal, as costas estendem-se, os braços e os joelhos flexionam-se, os quadris estendem-se e a cabeça levanta e gira.

4 EXAME EM DIFERENTES IDADES

A postura dos membros inferiores na posição de decúbito dorsal costuma ser flexora, com os quadris levemente abduzidos. Abdução completa dos quadris em um bebê a termo em decúbito dorsal indica hipotonia e é anormal.

Deve-se ressaltar que, quando um ou mais desses testes sugerir hipotonia, repetir o exame em 24 horas pode confirmar ou não o resultado do exame anterior. Mudanças notáveis no tônus e na postura podem ocorrer em questão de horas durante a primeira semana de vida.

Os reflexos tendinosos profundos podem ser facilmente obtidos – particularmente o reflexo do tendão do joelho. Flexione a articulação em particular, segure o membro com a mesma mão e bata no tendão com a ponta do dedo. O clônus intermitente do tornozelo também pode estar presente no bebê normal e é detectado pela dorsiflexão suave, mas súbita do pé.

Indicadores de hipotonia

- Cabeça "cai" para trás.
- Desliza na suspensão vertical.
- Lembra "boneca de pano" na suspensão ventral.
- Abdução total do quadril.

Reflexos primitivos

Alguns reflexos primitivos estão presentes e são facilmente obtidos no bebê a termo saudável. Eles desaparecem gradualmente e não estão presentes no final do sexto mês, com a notável exceção do reflexo do piscar, que permanece. Faça esses testes adequadamente, pois a melhor resposta geralmente é obtida na primeira avaliação. A resposta tende a diminuir com a repetição do teste.

Reflexo do piscar. Uma batida suave acima da ponte nasal geralmente evoca um piscar de olhos. Este teste é quase sempre normal, exceto no bebê muito doente.

Sinais cardinais. Estes referem-se coletivamente à estimulação sensorial da bochecha e da pele ao redor da boca e dos lábios. Pressionar um dedo na bochecha perto da boca e movê-lo lateralmente fará com que o bebê abra a boca e gire a cabeça em busca do mamilo. Quando uma chupeta ou mamilo é colocado na boca, o bebê normal vai sugar vigorosamente (dependendo um pouco do tempo da mamada anterior) e deglutir com sincronia.

Preensão e resposta de tração. Isto foi citado anteriormente em relação ao tônus. Este teste, no entanto, pode ser provocado unilateralmente colocando um dedo ou lápis na palma da mão do bebê. Isto faz o bebê agarrar e, com tração suave para cima, os músculos do antebraço e do ombro contraem-se. Quando realizado

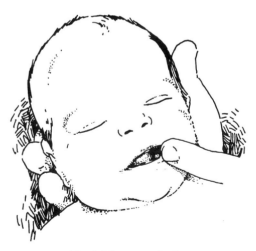

Fig. 4.6 Pontos cardinais.

adequadamente, o bebê pode ser levantado 2 a 3 cm da superfície do berço. Quando o bebê é abaixado, um leve movimento da superfície ulnar da palma da mão soltará preensão.

Para registrar uma resposta ideal nos testes a seguir, é preferível que a cabeça do bebê esteja na linha média.

Reflexo tônico cervical assimétrico. Este teste pode ser facilmente realizado, deixando a criança deitada em decúbito dorsal e girando lentamente a cabeça em 90° para a direita e para a esquerda. Os membros superiores e inferiores estendem-se para o lado facial e, similarmente, há flexão no lado occipital, produzindo a clássica luta de espadas ou postura de esgrima.

Reflexo de Moro. Este é o teste mais amplamente conhecido e frequentemente realizado. O bebê é deitado de decúbito dorsal no

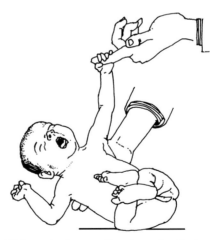

Fig. 4.7 Resposta de preensão palmar e tração de ombro.

EXAME EM DIFERENTES IDADES 4

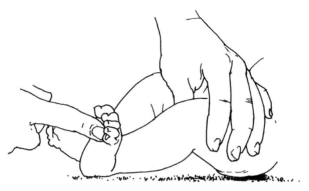

Fig. 4.8 Preensão plantar.

antebraço e na mão e a cabeça é segura pela outra mão. A resposta ocorre quando a cabeça é "solta" alguns centímetros. Os membros superiores sofrem abdução, estendem-se e flexionam-se simetricamente em um movimento de fluxo; uma resposta deficiente ou ausente indica um problema grave. No entanto, uma resposta unilateral confirma o dano (geralmente transitório) no quinto e sexto ramos cervicais, produzindo a clássica paresia de Erb.

Reflexo de encurvamento do tronco ou reflexo de Galant. Segure o bebê com uma mão (semelhante ao teste de suspensão ventral) e acaricie a borda lateral do músculo espinhal a partir da região médio-torácica para baixo. Isso fará com que a pelve se curve para o mesmo lado. Uma resposta semelhante deve ser evocada no lado oposto.

Reflexo de extensão cruzada. Mantendo o bebê na posição de decúbito dorsal, estenda um joelho e acaricie o pé do mesmo lado; isso fará com que a perna oposta flexione, abduza e estenda "para afastar" a mão que acaricia.

4 EXAME EM DIFERENTES IDADES

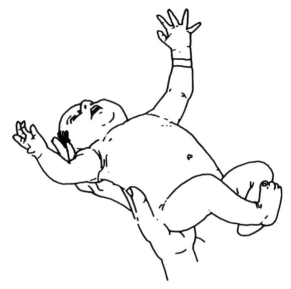

Fig. 4.9 Resposta de Moro.

Impulso extensor, reflexo de colocação e reflexo de caminhada. Esses movimentos se relacionam e fornecem evidências da função do membro inferior. Com o bebê seguro entre as duas mãos, as pernas chegando à superfície, uma pressão nas solas dos pés pode fazer com que os membros inferiores se estendam subitamente, produzindo um impulso extensor. Se os membros inferiores, com o bebê ainda na mesma posição, estiverem pressionados contra a borda da mesa de exame, um dos pés flexionará para se posicionar. Ao trazer os membros do bebê mais para frente, inclinando em um ângulo de 10°-20°, um movimento de caminhada pode ser produzido.

Audição. Uma resposta auditiva simples pode certamente ser obtida do recém-nascido. O teste mais simples é dizer "aaah" no ouvido do bebê que chora a uma distância de 3-4 cm. Geralmente isso interrompe o choro. Uma resposta de susto a um barulho alto pode

EXAME EM DIFERENTES IDADES 4

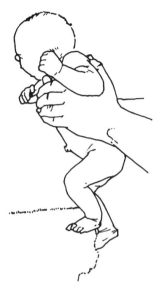

Fig. 4.10 Reflexo de posição.

ser um indicador grosseiro da audição. Testes específicos agora estão disponíveis.

Visão. O recém-nascido pode ver e se voltará prontamente para uma fonte de luz. O bebê pode, por exemplo, virar a cabeça para a janela da sala. Além disso, quando sentado confortavelmente e com o bebê na posição de decúbito dorsal, virado para o examinador, em um ângulo de cerca de 30°, a fixação ocular pode ser estabelecida a uma distância de cerca de 20 cm. Uma bola vermelha de 5-6 cm de diâmetro pode ser movimentada lentamente pelo campo visual do bebê, e ele a acompanhará com os olhos. Estes últimos testes exigem tempo, um bebê cooperativo e certo conhecimento. Respostas positivas aos testes de visão e audição são muito reconfortantes para a mãe.

4 EXAME EM DIFERENTES IDADES

Conclusão

O exame do sistema nervoso central no recém-nascido exige atenção aos detalhes, paciência e um bebê de bom humor. O valor da alteração transitória de um, dois ou até três testes ainda não está bem claro. No entanto, muita pesquisa foi e está sendo realizada nesta área e há pouca dúvida de que o exame diligente e repetitivo pode ser gratificante e instrutivo. O registro de um exame detalhado pode ser de vital importância para o pediatra do desenvolvimento nos últimos anos.

Exame do recém-nascido: finalidades	
Dia 1	1. Avaliar o quadro clínico geral
	2. Estabelecer a normalidade
	3. Detectar grandes anormalidades
Dias 3-5 (alta)	1. Confirmar a normalidade
	2. Detectar anormalidades menores
	3. Avaliar o estado neurológio

O bebê prematuro após a alta

Conforme mais bebês de peso baixo ao nascer e imaturos sobrevivem, eles, infelizmente, podem trazer muitos problemas clínicos para a medicina pediátrica em geral. Portanto, a avaliação clínica e do desenvolvimento deve focar em áreas suspeitas específicas dessas crianças. Na avaliação do desenvolvimento, deve-se levar em conta o grau de prematuridade em semanas e também a intensidade e a duração da doença grave durante o período pós-natal. Quando a criança atinge 3-4 anos, o fator temporal torna-se de pouca importância.

Em geral, a maioria dos bebês com menos de 30 semanas de gestação terá uma cabeça longa e estreita devido à incapacidade inicial de virar a cabeça de um lado para o outro. Esse formato de cabeça não se correlaciona ao *status* do desenvolvimento. É importante ênfase a avaliação do perímetro cefálico (hemorragia periventricular é comum em bebês com menos de 30 semanas) e na presença de derivação ventriculoperitoneal. O tônus muscular e o desenvolvimento motor grosseiro podem não ser o ideal – principalmente por causa da morbidade perinatal. A visão, a motricidade fina e a avaliação comportamental social podem fornecer uma orientação útil para o coeficiente de desenvolvimento. O comprometimento da audição não é incomum no prematuro. No entanto, testes de audição precoces e mais precisos já estão disponíveis.

Retinopatia de algum grau é comum nos muito imaturos, mas a maioria dos bebês terá o exame oftalmológico e tratamento (*laser*) quando necessário, realizados antes da alta. Em geral, porém, problemas visuais são comuns e a avaliação de estrabismo deve ser detalhada.

Displasia broncopulmonar (DBP) geralmente se estende pelo primeiro e, às vezes, pelo segundo ano. Esses bebês são mais propensos a episódios de infecções respiratórias, como bronquiolite. No entanto, há um retorno gradual à função respiratória normal. Durante o exame clínico desses bebês, pode-se observar taquipneia em repouso. A frequência respiratória também pode ser influenciada pelo uso de estimulante respiratório (teofilina) que alguns recebem, particularmente durante o primeiro ano.

Hérnias umbilicais são comumente encontradas, mas raramente requerem tratamento. As hérnias inguinais ocorrem em aproximadamente 25% dos bebês prematuros do sexo masculino. A identificação das hérnias inguinais é urgente, pois podem ocorrer estrangulamento e obstrução.

Em geral, problemas gastrointestinais são incomuns. No entanto, se o bebê apresentar enterocolite necrotizante no período pós-natal, pode ocorrer intolerância secundária aos dissacarídeos e, em alguns casos, estenose que pode causar problemas.

Cicatrizes de pele podem estar presentes nos locais de colocação de hidratação venosa, drenos torácicos e, particularmente, trauma por coleta de amostra de sangue no calcanhar. Ocasionalmente, na intubação traqueal prolongada, pode haver alteração no

4 EXAME EM DIFERENTES IDADES

formato do palato mole – chamada de sulco palatino. Os heman-giomas capilares ocorrem mais comumente no bebê pré-termo. Após um período de crescimento inicial, pode-se esperar regressão espontânea nos primeiros 2-5 anos.

Embora tálipe equinovaro (TEV) possa ocorrer no prematuro, a displasia do desenvolvimento do quadril é bastante incomum. No entanto, se houver uma forte história familiar positiva de dis-plasia do quadril, então, uma avaliação mais aprofundada deve ser realizada durante o primeiro ano, possivelmente incluindo exame ultrassonográfico.

EXAME DE SEIS SEMANAS

O exame de seis semanas é um importante marco pós-natal e todos os bebês devem ser examinados neste momento.

O exame de seis semanas: finalidades
1. Avaliar o padrão de alimentação
2. Medir o crescimento e o ganho ponderal
3. Detectar anormalidades não observadas no período neonatal
4. Avaliar o desenvolvimento inicial
5. Garantir o vínculo entre o bebê e a mãe

É importante, na avaliação de seis semanas, obter todos os de-talhes perinatais relevantes, incluindo peso ao nascer, perímetro cefálico e comprimento.

Medidas (percentil)

- Perímetro cefálico.
- Altura (comprimento).
- Peso.

História perinatal adversa a ser observada

- Asfixia.
- Baixo peso de nascimento.
- Prematuro.
- Infecção.
- Hipoglicemia.
- Trauma.

O processo de exame deve ser cuidadoso e gentil. Pegue o bebê completamente vestido de sua mãe e coloque-o em uma mesa coberta. Você não deve permitir que a mãe, a enfermeira ou qualquer outra pessoa tire a roupa da criança. Faça você mesmo enquanto o exame prossegue; sinta o bebê você mesmo. Observe, sem provocar desconforto, se possível. Avalie o modo como o bebê está vestido e o quadro geral de cuidado. Olhe para o rosto – boa cor, limpo, sem erupção cutânea, couro cabeludo limpo, respiração normal e tranquila ou não. Há qualquer evidência de dificuldade ou respiração ruidosa? Existe alguma evidência de anemia? Os lábios têm uma boa cor? Verifique cuidadosamente a conjuntiva.

Sinta a cabeça e fontanela, e procure por seborreia. Se a criança estiver acordada, tente obter uma fixação ocular a cerca de 20 cm. Ao obter a fixação ocular, muitas vezes, o bebê vai sorrir de volta. Sorrir com significado é um marco importante. Se, no entanto, o bebê estiver chorando, diga "aaah" em seu ouvido em tom baixo e o choro pode cessar. Se isso não acontecer, segure o bebê na posição vertical e incline-o para frente. O choro pode cessar e os olhos se abrirem. Então, comece de novo.

Agora, verifique o crescimento da cabeça, sinta a fontanela anterior e as suturas. Procure pelo controle inicial da cabeça. Ao segurar o bebê na posição sentada, a cabeça pode cair para frente, mas deve haver um controle razoável da cabeça, mesmo que instável. Olhe para os movimentos dos membros e verifique seu tônus. Observe as mãos – procure por abdução do polegar e flexão dos dedos. Se preensão estiver presente, abra a palma e observe se há acúmulo

4 EXAME EM DIFERENTES IDADES

de sujeira nas dobras palmares. A pele da palma da mão pode estar úmida e pálida. Isso sugere que as mãos estão bem apertadas desde o nascimento. Procure por clônus persistente do tornozelo.

Verifique os reflexos primitivos, buscando ênfase, particularmente, nos reflexos de Moro, tônico cervical assimétrico e da marcha. Observe o estado nutricional, a frequência respiratória e o bem-estar geral. Existe alguma evidência de desidratação, perda de gordura subcutânea ou perda de peso? Delicadamente, examine a boca, observando particularmente a presença de infecção por monília. Procure evidências de infecção conjuntival. Role a ponta do dedo sobre o canto interno do olho para limpar o ducto lacrimal.

O bloqueio transitório do ducto nasolacrimal é muito comum. Verifique se há obstrução nasal – novamente um achado extremamente comum e geralmente sem consequências sérias. O edema das mamas do bebê pode estar presente e, ocasionalmente, há evidências de inflamação e formação de abscessos. Inflamação e infecção na região ungueal das mãos e dos pés (paroníquia) são bastante comuns.

Indicadores do desenvolvimento	
Franzir as sobrancelhas	3-6 semanas
Sorrir com intenção	5-8 semanas
Controle inicial da cabeça (5-10 s)	5-8 semanas
Fixação ocular no exame da face	6 semanas (20-30 cm)
Vocalização (balbucio) pode estar presente	6 semanas de vida
(principalmente quando o bebê tem irmãos)	

Pele

Procure evidências de seborreia no couro cabeludo e/ou assaduras. Em geral, as marcas faciais de "mordida de cegonha" estão desaparecendo. Por outro lado, nevos em morango tornam-se mais definidos e estão crescendo. A mancha do vinho do porto, infelizmente, torna-se mais definida à medida que a pele fica mais pálida. Ocasionalmente icterícia fisiológica pode ter persistido, particularmente em associação com a amamentação. No entanto, o ressurgimento da icterícia em seis semanas é um sinal ruim e deve ser minuciosamente investigado.

Sistema respiratório

Observe a frequência e o tipo de respiração do bebê. É barulhento? Em caso afirmativo, que tipo de ruído – superior, inferior, inspiratório ou expiratório? Laringomalacia é uma causa comum de estridor inspiratório nessa faixa etária. A tosse implica em infecção respiratória baixa – embora sons anormais específicos raramente sejam localizados na ausculta.

Sistema cardiovascular

A frequência cardíaca e os pulsos devem ser verificados. O pulso irá alterar significativamente se o bebê estiver chorando. Verifique o precórdio e o pulso apical. Lembre-se, um frêmito é mais facilmente sentido nesta faixa etária. Ouça as bulhas cardíacas no ápice e também na base, observando o primeiro som no ápice e o segundo som na base. Há sopro (o qual, com poucas exceções notáveis, é quase sempre de natureza sistólica)? Onde é mais bem localizado? Irradia? É alto? Existe frêmito? Mais importante de tudo, qual é a duração e é pansistólico? Tente decidir se o sopro é significativo ou não.

Lembre-se, um sopro sistólico benigno é curto, agudo, suave, não propaga e não há frêmito. Um *hum* venoso (mais comum em crianças de 1 a 3 anos) pode ser ouvido na base. Pressão na veia jugular deve reduzir consideravelmente esse som.

Abdome

Observe o formato. Existe alguma distensão? O umbigo está completamente cicatrizado? Existe algum tecido de granulação residual ou existe alguma herniação? Palpe o baço, cuja ponta pode muito bem ser palpável. Sinta a borda do fígado (2-3 cm) e percuta, se necessário. Verifique se há bexiga palpável e talvez polos

4 EXAME EM DIFERENTES IDADES

inferiores do rim. Este último exame se torna mais difícil à medida que os bebês ficam mais velhos. Observe a genitália. Ambos os testículos são palpáveis? Existe alguma evidência de hidrocele ou hérnia inguinal? Existe uma abertura prepucial razoável? No sexo feminino, verifique se há fusão labial. Observe o ânus, veja se há manchas de sangue e/ou fissura precoce – um problema comum.

Sistema musculoesquelético

A maioria dos pés é normal, tarso varo e calcâneo valgo desapareceram espontaneamente nas últimas quatro semanas.

O exame do quadril é, novamente, importante, embora muito menos recompensador do que durante a primeira semana. Mais uma vez, use o teste de Barlow. Pode-se encontrar espasmo adutor benigno em alguns bebês. Não force os quadris em abdução total, pois essa manobra pode lesar a articulação do quadril. Subluxação às seis semanas é rara.

O exame de seis semanas: três regiões importantes e sinais de alerta

3 Regiões importantes com seis semanas de vida

1. Cabeça: muito grande = ? hidrocefalia; muito pequena = ? microcefalia
2. Coração: sopros podem se tornar aparentes!
3. Quadris: teste de abdução

Um exame completo é aquele da cabeça aos pés e é fácil de fazer. Bebês de seis semanas e suas mães costumam gostar desse exame.

Sinais de alerta: seis semanas

Grande ansiedade materna
Cabeça excepcionalmente pequena ou grande
Hipotonia = suspensão ventral deficiente, tração cervical inadequada
Irritabilidade persistente
Adução de polegar persistente

A CRIANÇA COM DOENÇA AGUDA

É claro que reduções futuras na mortalidade infantil exigirão que os médicos aprimorem sua inteligência e instintos diagnósticos. Os bebês têm um vocabulário clínico muito limitado com o qual se expressar e sintomas idênticos (recusa alimentar, vômitos, febre, letargia) podem refletir meningite, pneumonia ou infecção do trato urinário.

Os bebês podem ficar doentes muito rapidamente – felizmente, para o médico, eles também se recuperam rapidamente, se tratados apropriadamente. Na infância, é preciso sempre atender ao julgamento e à opinião da mãe. Agora, vamos repetir a importância de avaliar os bebês doentes com:

- Observação cuidadosa.
- Por meio de exame.
- Suspeição instintiva.

Certos sintomas na infância exigem nossa atenção imediata. Alguns deles estão listados no quadro a seguir. As mães variam em sua rapidez de resposta, mas a maioria reconhecerá a gravidade dessas queixas e buscará ajuda. Muitas mães em nosso país usam a expressão "ele não é o mesmo" para referir uma mudança significativa no bem-estar de seu bebê.

Sintomas sempre graves na infância
Grito ou choro estridente
Sonolência e irritabilidade alternadas
Convulsão
Recusa alimentar (duas ou mais vezes consecutivas)
Vômito repetido
Respiração rápida e difícil, com ou sem gemidos
Episódios incomuns de palidez ou cianose
Manchas purpúricas espalhadas > 2 mm de diâmetro

4 EXAME EM DIFERENTES IDADES

Sintomas menos graves, mas que não devem ser ignorados, estão detalhados no quadro a seguir. Os bebês com essas queixas precisarão ser mantidos sob observação atenta. O crupe é uma fonte de grande ansiedade dos pais, apesar de seu bebê aparentemente estar lidando com isso.

Sintomas geralmente graves na infância
Diarreia recorrente
Choro prolongado
Crupe (estridor, rouquidão, tosse de cachorro)
Febre alta (40°C/104°F)
Irritabilidade persistente

A primeira abordagem do bebê aguda e gravemente doente é observá-lo em sua posição de conforto. Observe a frequência cardíaca, frequência e esforço respiratório, presença ou ausência de erupção cutânea, cor e temperatura. Os bebês doentes costumam ter uma pele de aspecto moteado (ou marmorizado). Eles ficam parados. A respiração costuma ser rápida e barulhenta. Os olhos têm um olhar vidrado ou distante. Podem estar com temperatura aumentada no tronco e periferia fria. Convulsionam facilmente quando têm febre.

Observe o movimento (ou a falta dele). A recusa em usar um membro pode sugerir infecção: por exemplo, osteomielite. Imobilidade torácica é, ocasionalmente, vista na pneumonia. A rigidez cervical ocorre com meningite. Um abdome imóvel é muito significativo, sendo apendicite e peritonite notoriamente difíceis de detectar na infância.

É preciso fazer uma observação sobre:

- Intensidade da doença.
- Hidratação.
- Nutrição.
- Circulação.

Antes de proceder a um exame detalhado, peso, temperatura, frequência cardíaca e respiratória serão, evidentemente, registrados.

Crianças doentes costumam ser bastante passivas e podem ser examinadas de maneira organizada.

Intensidade da doença

Isso só pode ser aprendido por experiência e observação e não é ensinado em livros ou tutoriais. Portanto, passe algum tempo na sala de emergência e de internação. Veja e avalie, considere e lembre-se. Ele está gravemente doente? Ele está moderadamente doente? Ele está levemente doente?

Hidratação

Isso pode ser fácil e rapidamente avaliado (ver página 210). Deve-se determinar se a criança está normalmente hidratada, desidratada ou, menos comumente, hiper-hidratada.

Nutrição

A nutrição pode ser avaliada rapidamente observando-se e sentindo-se a gordura subcutânea, inspecionando as nádegas e a massa muscular, procurando por pregas de pele franzidas na axila e na virilha e, é claro, pesando a criança. A espessura das dobras cutâneas e a circunferência do meio do braço podem ser determinadas mais tarde, caso necessário. Ele é obeso, "normal" ou malnutrido?

Circulação

Como é a circulação dele? A cor da língua, lábios, membranas mucosas e leito ungueal está normal? Ele está moteado ou cianótico? As periferias estão aquecidas? O preenchimento capilar nos pés é razoavelmente rápido? Dedos quentes (especialmente com a dorsal do pé palpável ou pulso tibial posterior) são um indicador razoavelmente bom de estado circulatório satisfatório. Não se deve omitir a medida da pressão arterial em bebês gravemente doentes.

4 EXAME EM DIFERENTES IDADES

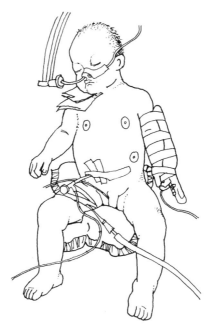

Fig. 4.11 O bebê gravemente doente.

Doença aguda na infância	
Doença clínica	**Doença cirúrgica**
Meningite	Intussuscepção
Pneumonia	Apendicite/peritonite
Osteomielite	Obstrução intestinal
Gastroenterite	Hérnia encarcerada
Septicemia	
Infecção do trato urinário	
Síndromes do crupe	

EXAME EM DIFERENTES IDADES **4**

Observações simples

Simplesmente olhando para um bebê ou criança, você pode fazer algumas afirmações úteis, como, por exemplo:

Bebê normal
Moderadamente doente
Normalmente hidratado
Bem nutrido
Possivelmente anêmico
Inquirir infecção do trato respiratório

A recusa alimentar é um sintoma grave na infância. Em contraste, a criança que se alimenta bem pode estar doente, mas não gravemente. Nós tranquilizamos as mães de que seus bebês estão razoavelmente bem se cumprirem os seguintes quesitos:

Boa forma
Boa alimentação
Sem febre

Pense em intussuscepção!

Criança de 6 a 12 meses
Episódios agudos de dor com choro, esticando pernas para cima
Palidez extrema
Massa abdominal palpável
Choque inexplicado

A CRIANÇA ASSUSTADA

Aquela criança (1-3 anos) com pavor de pediatra merece uma menção especial. Ele pode se agarrar, resistir, gritar ou ser impossível de examinar. Aproxime-se dele como faria com qualquer criatura que se sinta encurralada – devagar, com cuidado e com cautela. Com experiência e conhecimento, você poderá examiná-lo superficialmente. Não o remova do lugar de segurança, do joelho ou colo da mãe.

83

4 EXAME EM DIFERENTES IDADES

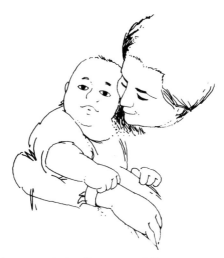

Fig. 4.12 A criança no colo da mãe – uma posição segura para ser examinada.

Ele não gosta que meçam a circunferência de sua cabeça, tenha os tímpanos examinados ou sua garganta inspecionada; deixe isso para o fim. Dê-lhe brinquedos (ou mesmo espátulas) para ocupar as duas mãos. Acima de tudo, aprenda a ser prático e rápido em seu exame. Mas não apresse a criança. O simples truque de colocar primeiro o estetoscópio no joelho dela pode permitir que ela deixe que você ausculte seu coração.

Sempre será necessário usar a inteligência e os instintos ao se aproximar da criança. Muito pode ser conseguido examinando-a quando dorme – você pode observar a cor, a frequência e a profundidade da respiração, palpar o pulso (por exemplo, pré-auricular), sentir a temperatura da pele, ver se está confortável, determinar hidratação e nutrição e avaliar a circulação (sentindo a temperatura dos dedos do pé). Diagnostique por meio dos olhos e do instinto.

EXAME EM DIFERENTES IDADES 4

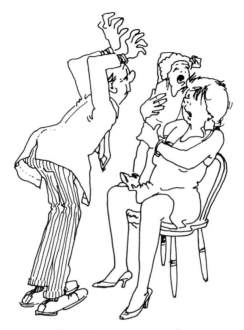

Fig. 4.13 A criança assustada.

O observador experiente pode decidir rapidamente se a criança adormecida está gravemente doente ou não.

Algumas crianças desafiam a realização de um exame adequado, apesar de discrição e paciência. Tente novamente quando ela estiver com um humor melhor. John Apley (um famoso pediatra) disse: "É minha culpa se uma criança chora". Nós não concordaríamos inteiramente. Crianças têm um limiar e tolerância muito baixos para rostos estranhos e estetoscópios. Ocasionalmente,

4 EXAME EM DIFERENTES IDADES

você encontrará uma criança verdadeiramente apavorada (que grita) em quem o exame é quase impossível. Pode ser necessário registrar o fracasso:

Fundoscopia – impossível

Pressão arterial não registrada (choro)

e esteja preparado para tentar novamente mais tarde. Alguns "truques" são mencionados nas páginas 243-244.

Enigma clínico: sepse precoce

A sepse precisa ser considerada em lactentes e crianças pequenas com sintomas de febre, irritabilidade, anorexia e letargia. Essas crianças podem parecer pálidas e doentes, mas a localização de achados físicos no exame pode ser mínima ou ausente. É preciso considerar:

- Bacteremia/septicemia precoce
- Pielonefrite (infecção do trato urinário)
- Meningite
- Osteomielite

Por outro lado, a pneumonia é quase sempre acompanhada por sinais físicos – taquipneia, gemência, batimento da asa nasal e aumento do esforço respiratório

---

Registros quantitativos (sinais vitais)

Peso
Altura
Perímetro cefálico
Pulso (frequência cardíaca)
Frequência respiratória
Pressão arterial (quando adequado)
Medida de pico de fluxo expiratório (quando adequado)
Temperatura

Acrônimo ILL
Irritabilidade
Letargia
Lentidão do preenchimento capilar

5 Exame dos sistemas

O tórax   87
O sistema cardiovascular   104
O abdome   116
Examinando os glânglios
linfáticos   131
Avaliação clínica do sistema
    imunológico   133
Orelha, nariz, boca e garganta   133

Pele, cabelo e unhas   141
Exame neurológico   150
Sistema musculoesquelético   170
Os olhos   187
Cirurgia   196

O TÓRAX

A razão mais comum para os bebês e crianças pequenas irem ao pediatra é uma infecção aguda do trato respiratório, geralmente superior (veja Orelha, nariz, boca e garganta). No entanto, o bom observador pode distinguir entre infecções que envolvem o trato respiratório superior e/ou inferior (IVAS/IVAI) olhando e ouvindo atentamente. Com demasiada frequência, os alunos estão dispostos a colocar as mãos e os estetoscópios em ação. É melhor afastar-se e observar.

Observe o padrão da respiração, o esforço e a frequência respiratórios. Ouça se há gemência expiratória. Observe o tipo de tosse. O lactente apresenta secreção espumosa ou batimento das asas

5 EXAME DOS SISTEMAS

nasais? Ele apresenta chiado? Consegue alimentar-se? Qual é a cor dele?

Anamnese

A anamnese da infecção do trato respiratório consiste em alguma associação ou alternância de sintomas como tosse, sibilos, estridor, crupe, má alimentação e febre. Em casos mais graves, pode haver taquipneia, gemência, cianose, inquietação ou mesmo colapso.

É muito difícil distinguir individualmente infecções virais de bacterianas. No entanto, descobrimos que a "Lei de Lightwood" tem algum valor: ela diz que as infecções bacterianas tendem a se localizar – em um ouvido, amígdala, lobo do pulmão – enquanto as infecções virais tendem a se espalhar. O sarampo é um bom exemplo de disseminação viral – olhos vermelhos, ouvidos vermelhos, garganta vermelha, pele vermelha e, se você pudesse ver, traqueia vermelha. "Toxicidade" é difícil de descrever clinicamente. Crianças com infecções bacterianas graves tendem a ser mais "tóxicas" – mais doentes, mais quietas, mais moteadas.

Também é útil tentar diferenciar infecções respiratórias superiores e inferiores, lembrando que IVAS e a IVAI podem coexistir. Deve-se tentar sequenciar corretamente, desde o início dos sintomas, como por exemplo:

- Tosse por 4 dias.
- Má alimentação por 2 dias.
- Febre por 2 dias.
- Chiado por 1 dia.
- Dispneia por 1 dia.

Pode ser importante perguntar:

- O que veio primeiro, a tosse ou o chiado?
- Ele está ficando progressivamente pior?
- Ele manteve uma boa coloração?
- Ele consegue ingerir mamadeira ou comer?

EXAME DOS SISTEMAS **5**

Os quatro componentes do exame do sistema respiratório são inspeção, palpação, percussão e ausculta. Destes, a inspeção é certamente a mais valiosa, especialmente em bebês. Por inspeção incluímos ouvir e também olhar. Frequentemente, lembramos aos alunos que o pediatra experiente consegue fazer uma apuração precisa do diagnóstico da porta do quarto em que está a criança com uma infecção respiratória aguda.

Palpação e percussão não são exercícios particularmente úteis em IVAIs agudas em lactentes e crianças pequenas. O fígado é frequentemente empurrado para baixo por um diafragma achatado, a traqueia raramente é deslocada e a demonstração do som maciço hepático ou cardíaco não é particularmente útil. Pneumonias lobares que se apresentam com macicez à percussão não são frequentes na infância. Deve ser enfatizado que as observações acima são aplicáveis apenas a lactentes. Na infância, as artes tradicionais de percussão e palpação, como ensinadas na medicina "adulta", são importantes.

Inspeção

A inspeção incluirá observações e registros de:

1. Coloração.
2. Como a criança está: ela está confortável? Ela é barulhenta, mas está cooperando? Está com problemas respiratórios? Está instável, com dificuldade para respirar?
3. Qual é sua posição de conforto?
4. Frequência respiratória – o que é normal para determinada idade? (ver Tabela 5.1)
5. Movimento torácico. É simétrico? Há imobilização de um lado do peito?
6. Forma do tórax. O tórax é inflado ou em forma de barril? Há *pectus excavatum* (peito escavado), *pectus carinatum* (peito de pombo) ou sulco de Harrison?

5 EXAME DOS SISTEMAS

Tabela 5.1 Frequência respiratória normal (em repouso)		
Idade	Frequência normal (respirações/min)	Rápido
Recém-nascido	30-50	> 60
Lactente	20-30	> 50
Criança de 1 a 3 anos	20-30	> 40
Criança	15-20	> 30

7. Franze os lábios na expiração?
8. Presença de secreção espumosa, batimento nasal ou gemência?
9. Tipo de movimento respiratório. A respiração normal é um movimento calmo de inspiração e expiração.

Termos: respiração	
Taquipneia	= aumento da frequência respiratória
Dispneia	= dificuldade respiratória
Hiperpneia (hiperventilação)	= aumento da profundidade da respiração
Ortopneia	= dispneia em repouso

Definição da taquipneia (critérios da OMS)	
Em lactentes < 2 meses	> 60 respirações/min
Em lactentes de 2 a 12 meses	> 50 respirações/min
Em crianças > 12 meses	> 40 respirações/min
OMS, Organização Mundial da Saúde	

Termos: formatos de tórax	
Pectus carinatum	= esterno proeminente; peito de pombo
Pectus excavatum	= depressão esternal acentuada
Sulco de Harrison	= depressão da parte inferior do tórax com as costelas inferiores (inserção diafragmática)

10. Dispneia? Manifesta-se pelo aumento do esforço respiratório "em repouso". O aumento do trabalho de respiração é mostrado pela depressão supraesternal, intercostal e subcostal. A depressão unilateral é observada, às vezes, em pneumonia lobar ou com corpo estranho inalado.

Aumento da frequência e esforço respiratório são os sinais mais importantes de pneumonia em lactentes.

11. Há baqueteamento digital? O baqueteamento dos dedos das mãos e dos pés em crianças geralmente é secundário à cardiopatia congênita cianótica ou à doença pulmonar supurativa crônica. Se não tiver certeza sobre o baqueteamento digital, olhe para o dedão do pé. O baqueteamento também pode ser familiar ou estar associado a estados diarreicos crônicos. Os dedos com baqueteamento perdem o ângulo entre a pele e o leito ungueal, aumentam a curvatura convexa em ambas as direções, podem estar em forma de bico e demonstram flutuação transversal.

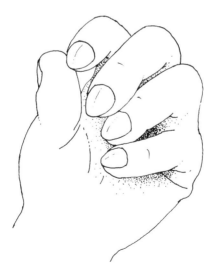

Fig. 5.1 Baqueteamento digital.

5 EXAME DOS SISTEMAS

12. Presença de expectoração: a expectoração de escarro é relativamente raro em crianças pequenas, sendo principalmente relacionada a crianças com doença pulmonar supurativa crônica, como, por exemplo, fibrose cística. Mesmo que uma tosse possa ser corretamente chamada de produtiva na infância, o escarro não é visto já que é engolido. Evanson & Maunsell (1838) afirmaram corretamente: "A criança pequena quase sempre engole qualquer matéria expectorada e, portanto, dificilmente esse material pode se tornar um objeto de diagnóstico." A deglutição de expectoração é parcialmente responsável pelo vômito que frequentemente companha um surto de tosse na infância. O vômito pós-tosse é mais tipicamente visto na coqueluche.
13. As petéquias traumáticas podem, às vezes, ser vistas nas pálpebras, face e ao redor do pescoço após uma crise severa de tosse. Também podem ocorrer após choro prolongado ou contenção forçada, como na punção lombar.

Palpação

A palpação deve incluir um comentário sobre simetria e extensão da expansão torácica. A expansão do tórax deve ser de 3-5 cm em crianças em idade escolar.

A posição da traqueia deve ser determinada. O desvio da traqueia é pouco frequente em bebês e crianças pequenas.

O frêmito vocal pode ser avaliado pela palpação do peito do bebê ao chorar. Sons propagados devem ser palpados.

Percussão

A percussão deve ser realizada com cuidado, comparando os lados. A nota de percussão em bebês e crianças pequenas tende a ser mais ressonante do que em adultos. Percussão detalhada em bebês e crianças pequenas pode não ser muito compensadora. No entanto, na criança em idade pré-escolar e escolar, a percussão deve ser realizada como no adulto.

Asma à primeira vista?

Crianças asmáticas podem ter:

- Respiração irregular (movimento do tórax para cima e para baixo em vez de para dentro e para fora).
- Uma tendência para levantar os ombros em direção às orelhas na inspiração profunda.
- Uma parte superior do tórax hiperinflada, enquanto a parte inferior do tórax pode ter um de sulco de Harrison precoce.

Ausculta

O estetoscópio

O estetoscópio deve, preferencialmente, ter um diafragma pediátrico e um sino; vemos muitos estudantes hoje usando o diafragma

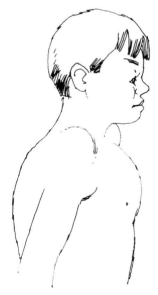

Fig. 5.2 Tórax hiperinflado com asma.

5 EXAME DOS SISTEMAS

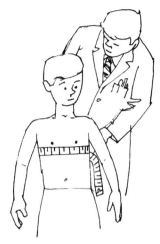

Fig. 5.3 Medição da expansão máxima do tórax.

para todos os propósitos. O sino é uma peça muito mais útil para bebês e crianças.

Sino é melhor

- O sino é menor – o diafragma de um estetoscópio adulto cobre uma grande área do peito de um recém-nascido ou criança.
- O sino é mais quente – os diafragmas podem estar muito frios.
- O sino aplica-se melhor ao tórax.
- O sino permite menos ruído na superfície e é mais bem sintonizado para receber sons graves no tórax. De fato, o pneumologista de antigamente não tinha diafragma no estetoscópio. O uso disseminado do diafragma para auscultar tórax é indesejável e deplorável. O diafragma é projetado principalmente para sinais e sons cardíacos.

A ausculta implica no uso do ouvido e do estetoscópio. Sempre ouça atentamente ao tipo de tosse e tente descrevê-la com cuidado. Ouça

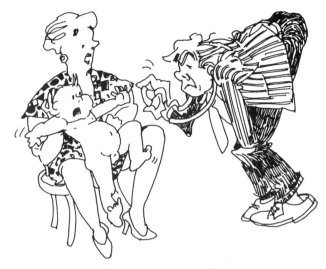

Fig. 5.4 Diafragmas podem ser frios, doutor.

um gemido. Um gemido expiratório é muito sugestivo de um processo pneumônico. Um sibilo audível, geralmente expiratório, é ouvido em uma ampla variedade de infecções respiratórias inferiores na infância, desde bronquite até bronquiolite e broncopneumonia. Um sibilo expiratório com fase expiratória prolongada é típico de broncoespasmo associado à asma aguda.

É importante lembrar que o estetoscópio pode ser um instrumento pouco confiável na criança. Ocasionalmente, alguém se depara com o achado de pneumonia na radiografia de tórax em uma criança cujo tórax parecia notavelmente limpo.

Algumas palavras sobre sons propagados. Estes costumam ser ouvidos em bebês, especialmente em bebês com secreção mucoide ou aerada, e podem causar confusão nos alunos. Os sons propagados são sons transmitidos da orofaringe para o tórax e são comuns em bebês e crianças pequenas. Estes ruídos surgem das secreções no trato respiratório superior, especialmente na orofaringe. Sucção, tosse e fisioterapia podem eliminar esses sons. Eles são grosseiros,

5 EXAME DOS SISTEMAS

às vezes, ásperos, e são frequentemente confundidos pelos estudantes com atrito pleural.

As paredes finas do tórax da criança permitem a fácil condução do som de um lado para o outro e dão a impressão de aumento da intensidade dos sons respiratórios ao ouvido não familiarizado. Os sons da respiração na infância têm um caráter broncovesicular. Nas idades pré-escolar e escolar, os sons respiratórios assumem a qualidade vesicular familiar ouvida no adulto.

É preciso desenvolver a capacidade de ouvir entre os gritos, ignorar os movimentos superficiais e sons propagados e comparar a intensidade dos sons respiratórios entre os dois lados.

O atrito pleural é um achado pouco frequente em crianças em idade pré-escolar. A ausculta cardíaca ou pulmonar das crianças através da roupa é totalmente inaceitável.

Ruídos adventícios

Sibilo = ronco = som contínuo = som seco. Estalido = crepitação = som descontínuo = som molhado.

Sibilo em bebês ocorre devido ao movimento do ar através de uma via aérea estreitada, o estreitamento podendo ser causado por:

- Edema da mucosa.
- Excesso de muco.
- Broncospasmo.

Destes, o broncospasmo é provavelmente o menos importante. Vários estudos não demonstraram efeitos apreciáveis de broncodilatadores em lactentes com menos de 1 ano de idade. Todos nós podemos ver o "nariz escorrendo" da rinite; considere o "peito escorrendo" como análogo. O sibilo pode ocorrer em uma variedade de infecções pulmonares, como mostrado a seguir.

EXAME DOS SISTEMAS **5**

Infecções respiratórias associadas ao sibilo
Laringotraqueobronquite aguda
Bronquite aguda
Bronquiolite aguda
Broncopneumonia aguda

Há falta de uniformidade e consistência na terminologia da bronquite aguda. Aceitamos os termos "bronquite com sibilo" e "bronquite espasmódica" como sinônimos. "Bronquite de inverno" não é um termo útil. A maioria das crianças que apresenta chiado na infância sibilam com pouca frequência e com infecção. Quando o sibilo é recorrente, o termo correto costuma ser "asma" ou, se preferir, "bronquite asmática". Existem, é claro, outras causas de chiados recorrentes, incluindo síndromes de aspiração, corpo estranho, fibrose cística e compressão traqueal.

Um exercício útil em muitos sistemas, incluindo o sistema respiratório, é registrar as descobertas na forma diagramática. Alguns exemplos são mostrados nas Figuras 5.5 e 5.6.

Roncos (sibilo, sons secos) e crepitações (estalidos, estertores, sons úmidos) não são diferentes em crianças e em adultos e não os descreveremos. No entanto, é bom lembrar que os roncos em bebês são gerados pelo fluxo de ar através de uma via aérea estreitada por edema e muco, em vez de ser em decorrência do broncoespasmo em si.

Ao abordar o diagnóstico na infecção respiratória, achamos útil dividir o trato respiratório em superior, médio e inferior. Com demasiada frequência, encontra-se o diagnóstico preguiçoso "IVAS" ou "infecção torácica" nos prontuários de hoje. Isso representa imprecisão clínica e incerteza. Deve-se tentar ser mais específico. Existem pelo menos seis IVAS e "infecções torácicas". Na mesma linha, o termo moderno "pneumonite" é igualmente impreciso.

97

5 EXAME DOS SISTEMAS

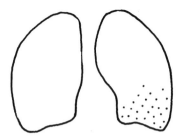

Fig. 5.5 Crepitações de base esquerda.

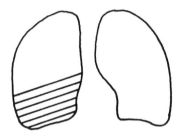

Fig. 5.6 Consolidação dos lobos inferior e médio direitos.

Infecção do trato respiratório superior (IVAS)		
Rinite	Otite	Sinusite
Tonsilite	Mastoidite	Faringite

O termo "crupe" passou a ser um diagnóstico. Não é. A palavra "crupe", da palavra escocesa "coaxar", descreve o estridor inspiratório áspero, cantante e vibratório, geralmente acompanhado por uma tosse latente e rouquidão. Crupe tem muitas causas, incluindo infecção, alergia e corpo estranho.

Infecção do trato respiratório médio (crupe)
Laringite espasmódica
Laringotraqueobronquite (LTB)
Epiglotite (supraglotite)

Da mesma forma, a designação diagnóstica de "infecção torá-cica" não é digna de um estudante de medicina ou médico. "Infec-ção torácica" é o termo leigo. Novamente, existem muitos tipos de infecção envolvendo o trato respiratório inferior.

Infecção do trato respiratório inferior (IVAI)		
Traqueíte	Pneumonia	Bronquiolite
Bronquite	Broncopneumonia	Empiema

Embora o diagnóstico na infecção aguda do trato respiratório se baseie em um somatório e na interpretação dos achados, a ex-periência ensinou-nos que certos sinais na infância são altamente suspeitos de certas condições. Alguns exemplos estão listados na Tabela 5.2.

Alguém descreveu a gemência como uma forma de "autoPPEF": isto é, pressão positiva expiratória final automática.

Tabela 5.2 Sinais altamente indicativos de patologia subjacente	
Sinal	Condição
Crupe	Laringite, LTB
Sibilo	Bronquite com chiado (Tabela 5.3)
Tórax cheio, secreção aerada	Bronquiolite (Tabela 5.4)
Desconforto, gemência	Broncopneumonia (Tabela 5.5)

5 EXAME DOS SISTEMAS

Tabela 5.3 Bronquite com sibilo	
Sintomas	Sinais
Tosse	Taquipneia, depressão torácica
Chiado	Chiado audível
Febre baixa	Ronco bilateral
Desconforto variável	

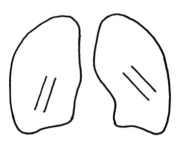

Fig. 5.7 Bronquite com sibilo.

Tabela 5.4 Bronquiolite	
Sintomas	Sinais
Tosse	Espuma oral
Sibilo	Dificuldade respiratória
Respiração acelerada	Tórax hiperinflado
Alimentação ruim	Crepitações difusas
	Roncos bilaterais

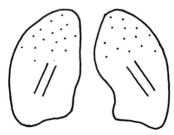

Fig. 5.8 Bronquiolite.

EXAME DOS SISTEMAS 5

Tabela 5.5 Broncopneumonia	
Sintomas	Sinais
Tosse	Batimento das asas nasais
Sibilo	Gemência
Irritabilidade	Dificuldade respiratória
Febre	Crepitações unilaterais ou bilaterais
Alimentação ruim	Roncos ocasionais

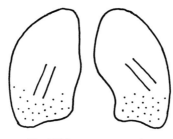

Fig. 5.9 Broncopneumonia.

Achados torácicos ocasionais

1. *Dor pleurítica*: crianças com pneumonia ocasionalmente se queixam de dor pleurítica aguda e grave. Aqueles com idade suficiente apontarão para a área. Crianças mais novas podem "segurar" o lado afetado. Em nossa experiência, um atrito pleural é um achado raro na infância, particularmente em crianças em idade pré-escolar
2. *Pneumotórax*: um pequeno pneumotórax ou pneumomediastino pode, ocasionalmente, complicar a asma aguda ou uma grave tosse na infância (p. ex., como coqueluche). O pneumotórax geralmente não é clinicamente demonstrável; no entanto, é característica a ausculta de um ruído alto, áspero, sincronizado com a sístole cardíaca
3. *Enfisema subcutâneo* é visto, algumas vezes, na asma aguda. O sinal clínico cardinal é uma sensação crepitante sobre o tórax anterossuperior, sobre as clavículas ou no pescoço
4. Crianças com asma, por vezes, queixam-se de uma coceira na garganta.
5. A *dor traqueal* é uma característica proeminente da traqueíte bacteriana aguda

5 EXAME DOS SISTEMAS

Os livros didáticos tentam classificar e podem, às vezes, simplificar demais. A bronquiolite e a broncopneumonia podem, na prática, ser difíceis de distinguir, tendendo para um lado ou para o outro, talvez pela radiografia de tórax ou contagem de leucócitos periféricos.

Um compêndio de tosse

A tosse pode ser seca ou úmida (produtiva). Uma tosse produtiva resulta de um exsudato inflamatório ou infeccioso na mucosa brônquica. Uma tosse seca intermitente ou persistente pode indicar irritação do trato respiratório superior ou da parede brônquica por um corpo estranho ou massa extrínseca (glândulas). A aparência e a quantidade de expectoração devem ser avaliadas, lembrando que as crianças menores de 5 anos ingerem expectoração. Secreção mucoide clara ou espessa e pegajosa costuma ser indicativa de asma. O escarro verde, amarelo, cinzento ("sujo") geralmente indica a presença de infecção. A hemoptise é hoje um fenômeno raro em crianças em países desenvolvidos, exceto em crianças com fibrose cística avançada.

Ouça as tosses e tente descrevê-las. Abaixo estão listadas algumas das variedades mais comuns.

- Tosse "de cachorro": semelhante a latido e associada a estridor e rouquidão.
- Tosse "comprida ou pertússis": esforço inspiratório, acesso de tosse persistente e prolongado, terminando em um guincho, seguido por vômito.
- Tosse "produtiva": tosse úmida, frutada e secretiva.

O tipo e o momento da tosse (Tabela 5.6) podem ser importantes na definição do problema respiratório subjacente.

Doença bacteriana ou viral?

Algumas generalizações clínicas simples podem ajudar a separar a etiologia viral da bacteriana, tendo em mente que exceções às regras sempre ocorrem.

EXAME DOS SISTEMAS **5**

Tabela 5.6 Tipo e momento da tosse	
Tosse	**Sugere**
Noturna não produtiva	Gotejamento pós-nasal, asma
Durante exercício	Asma
Paroxística	Coqueluche, corpo estranho
Durante ou após as refeições	Aspiração
Produtiva pela manhã	Fibrose cística, asma
Espasmódica	Traqueíte
Ausente durante o sono	Psicogênica

1. Os vírus tendem a se espalhar para vários locais – garganta, ouvidos, pele. Um exemplo típico é a vermelhidão difusa do sarampo.
2. Bactérias tendem a se localizar em um ponto – lobo do pulmão, única articulação, abscesso. No entanto, bacteremias e septicemias certamente ocorrem.
3. Bactérias tendem a produzir pus, por exemplo, amigdalite folicular. No entanto, a mononucleose infecciosa produz um exsudado tonsilar cremoso.
4. As crianças apresentam-se mais toxêmicas com infecções bacterianas graves. O *delirium*, por exemplo, é tipicamente associado à pneumonia pneumocócica.

Suspeita de pneumonia pneumocócica
Delírio
Dor pleurítica
Escarro ferruginoso
Herpes labial (herpes simples)

As seguintes doenças podem ser diagnosticadas como quase certamente virais:

- Rinite.
- Faringite.
- Laringotraqueobronquite.
- Bronquiolite.
- Bronquite com sibilo.

5 EXAME DOS SISTEMAS

O bebê/criança pequena com virose sistêmica tem aparência infeliz, tem olhos lacrimejantes, nariz escorrendo, geralmente uma erupção cutânea e, muitas vezes, uma tosse forte.

O SISTEMA CARDIOVASCULAR

As doenças cardíacas congênitas (DCC), com incidência próxima a 1 por 100 neonatos, são a segunda má-formação mais comumente encontrada. Cerca de metade dos distúrbios cardíacos congênitos pode ser detectada no período neonatal; o restante não se apresentará até mais tarde – daí a importância do exame de rotina em várias idades. Existem cerca de 40 variedades descritas de DCC, das quais apenas cerca de 10 são frequentes. Por conveniência, podemos classificá-las da seguinte forma:

DCC cianótica:	transposição dos grandes vasos, tetralogia de Fallot, atresia pulmonar.
DCC potencialmente cianótica (*shunts* esquerda-direita):	defeito do septo atrial, defeito do septo ventricular, persistência do canal arterial.
DCC obstrutiva:	coarctação da aorta, estenose pulmonar, estenose aórtica.

Os *sintomas* e *sinais* sugestivos de insuficiência cardíaca congestiva associada à cardiopatia congênita na infância são:

- Taquipneia (frequência respiratória > 50–60 respirações/min em repouso).
- Dispneia em repouso ou após alimentação – inabilidade para terminar uma refeição por causa da dispneia é característica.
- Sudorese – alguns referem-se ao círculo de suor no lençol em torno da cabeça do bebê como o "sinal de halo".
- Ganho de peso incomum, maior do que o esperado para a ingestão calórica.

104

O ganho de peso significa retenção de líquido.

- Taquicardia (frequência cardíaca > 140–160 batimentos/min em repouso).
- Hepatomegalia.
- Ritmo de galope.
- Cianose, especialmente central – administrar 100% de oxigênio pode ajudar a distinguir cianose respiratória de cardíaca.

Observação: crepitações e edemas pulmonares são sinais relativamente tardios de insuficiência cardíaca.

Temperatura e frequência cardíaca/respiratória
1°C → aumento da frequência cardíaca: 10 batimentos/min
1°C → aumento da frequência respiratória: 4 respirações/min

Abordagem ao exame cardiovascular

Comece na periferia e trabalhe em direção ao coração. Procure por cianose, baqueteamento digital, dificuldade respiratória, anemia ou policitemia. Pulso venoso jugular e pressão são difíceis de avaliar na infância em decorrência do pescoço relativamente curto.

Concordamos com a abordagem de John Apley ao exame do coração: "Use os olhos e as mãos antes dos ouvidos. Deixe o coração por último; e, quando você chegar a ele, deixe a ausculta por último".

O pulso

Pulsos devem ser sentidos nas artérias radial, braquial e femoral. De preferência, use as polpas digitais; se estiver em dificuldade, o uso de polegares é permitido, mas não desejável. Pulsos femorais, muitas vezes difíceis de palpar, devem sempre ser procurados; caso contrário, a coarctação da aorta pode passar despercebida. Se os pulsos femorais estiverem diminuídos, procure evidências de atraso radiofemoral – isso pode ser difícil de detectar em frequências cardíacas rápidas. A palpação do pulso do pedículo dorsal exclui

EXAME DOS SISTEMAS

efetivamente a coarctação na infância. O pulso pré-auricular é facilmente sentido em lactentes.

Volume de pulso

O volume do pulso está normal, completo ou diminuído. A apreciação do volume normal, com a polpa ou pontas dos dedos, implica a palpação de muitos pulsos. Os pulsos de volume total, em decorrência de uma ampla pressão de pulso, são mais bem avaliados no pulso radial; pulsos do pé facilmente palpáveis em recém-nascidos e lactentes podem ser indicativos de aumento da pressão de pulso.

Um pulso de volume fraco, suave ou diminuído é indicativo de pressão de pulso reduzida. Na maioria das vezes, é sentido em hipotensão ou choque iminente em bebês. Pulso paradoxal é uma mudança apreciável no volume de pulso com a respiração.

Frequência do pulso

A taxa de pulso está relacionada à idade e atividade com variações provocadas por desconforto, febre, excitação e exercício. O valor da observação simples, porém cuidadosa, do pulso pode ser enfatizado pelo fato de que os primeiros sinais de febre reumática são (a) uma taquicardia fixa (sem variação entre pulso acordado e em repouso) e (b) perda de arritmia sinusal.

A frequência cardíaca aumentará aproximadamente 10 batimentos por minuto para cada aumento de 1°C na temperatura. A frequência cardíaca normal em repouso é mostrada na Tabela 5.7.

Variação do ritmo normal

- *Arritmia sinusal* – um aumento na frequência de pulso na inspiração, com desaceleração na expiração. Muito comum em crianças.

EXAME DOS SISTEMAS **5**

Tabela 5.7 Frequência cardíaca normal em repouso		
Idade	Frequência média	Limite superior normal
0-6 meses	140	160
6-12 meses	130	150
1-2 anos	110	130
2-6 anos	100	120
6-10 anos	95	110
10-14 anos	85	100

- *Ectópicos ocasionais* – sem preocupação.
- *Bradicardia* (frequência de pulso < 60 batimentos por minuto) em crianças e adolescentes em boa forma física, especialmente em bons nadadores.
- *Taquicardia* leve com excitação devido, por exemplo, ao fato de estar na clínica ou pela internação hospitalar.

Pressão arterial

A pressão arterial será abordada mais adiante. A hipotensão postural é um achado pouco frequente em crianças. A avaliação da hipotensão postural (uma queda de 20 mmHg na pressão arterial sistólica ao adotar a postura ereta) é um sinal importante de hipovolemia.

A pressão arterial deve ser medida rotineiramente em bebês e crianças com doença cardíaca congênita. De fato, sugerimos a medição da pressão arterial em todas as crianças admitidas no hospital, na maioria dos pacientes ambulatoriais e em todos os neonatos e lactentes doentes.

Cor

A cianose central é facilmente detectada. A cianose central prolongada pode resultar em aparência pletórica em decorrência da policitemia. Crianças com cianose grave às vezes adotam a posição de agachamento após o exercício – isso aumenta a resistência

5 EXAME DOS SISTEMAS

periférica, aumenta o retorno venoso pulmonar e aumenta o desvio do sangue da esquerda para a direita.

Baqueteamento digital é abordado na página 91.

Pressão arterial (Tabelas 5.8 e 5.9)

A declaração mais óbvia sobre a pressão arterial infantil é que ela não é medida. Não é medida nunca, não é medida com suficiente frequência ou não é levada a sério. É muito frequente afirmar que a medição da pressão arterial em lactentes e crianças é difícil e demorada, e os resultados costumam ser normais. A medição da pressão arterial em crianças exige apenas paciência, prática e uma seleção de manguitos de 3-13 cm de largura.

Técnica

Registre a pressão arterial no braço direito.

Criança preferencialmente sentada ou em pé.

Tabela 5.8 Pressão arterial (PA) sistólica normal			
Idade (anos)	PA sistólica (mmHg)	Desvio-padrão	Limite superior normal (+ 2DP)
1 (neonato)	60-70	10	90
1-4 (criança)	90	10	110
6	100	10	120
8	105	10	125
10	110	10	130
12	115	10	135
14	120	10	140
Alternativamente, PA sistólica = 100 mmHg aos 6 anos de idade. A PA aumenta aproximadamente 2,5 mm/ano a partir de então. (De Report of Task Force on blood pressure control in children. *Paediatrics* 1977;59: 803.) Alguns "arredondamentos" de desvio-padrão e outros números foram feitos para facilitar a memorização. Nenhum dos valores citados difere significativamente dos valores da "Força-tarefa".			

EXAME DOS SISTEMAS **5**

| Tabela 5.9 Pressão arterial (PA) diastólica normal ||||
Idade (anos)	PA diastólica (mmHg)	Desvio-padrão	Limite superior normal (+ 2DP)
2	62	8	78
4	64	8	80
6	66	8	82
8	70	8	86
10	72	8	88
12	74	8	90
14	76	8	92

Ou 60 + idade em anos = aproximadamente média diastólica. (De Report of Task Force on blood pressure control in children. *Paediatrics* 1977;59: 803.) Alguns "arredondamentos" de desvio-padrão e outros números foram feitos para facilitar a memorização. Até aos 12 anos de idade, não há diferenças apreciáveis entre a PA dos meninos e das meninas.

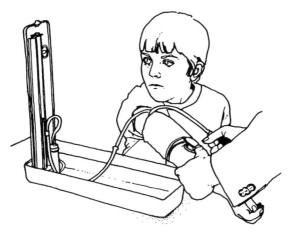

Fig. 5.10 Medindo a pressão arterial em crianças.

5 EXAME DOS SISTEMAS

A criança deve estar relaxada – as pressões registradas durante o choro não são confiáveis.

Use a braçadeira maior que caiba confortavelmente no braço.

Certifique-se de que a braçadeira circunda o braço.

Registro de ultrassonografia com Doppler em recém-nascidos e lactentes.

Esfigmomanometria auscultatória padrão para crianças mais velhas.

Mantenha o braço–coração–esfigmomanômetro no mesmo plano horizontal.

Pressão diastólica preferencialmente registrada no ponto de abafamento (fase 4). Não há um ponto claro de abafamento em cerca de 5% das crianças. Quando isso ocorre, registre a fase 5 como a pressão diastólica.

Se houver diferença significativa entre a fase 4 (abafamento) e a fase 5 (desaparecimento do som), registre ambos os pontos.

Sugestão de anotação rápida para pressão arterial:

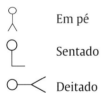

Em pé

Sentado

Deitado

Observe o braço usado e o tamanho do manguito.

Lembre-se de que ansiedade e técnica defeituosa são provavelmente as explicações mais comuns da pressão arterial elevada em crianças. Valores únicos elevados não são significativos; eles devem ser repetidos várias vezes. As pressões sanguíneas registradas na internação são notoriamente não confiáveis. A combinação de ansiedade e obesidade na criança também pode elevar falsamente a pressão arterial. Fazer com que a criança observe o aumento e a queda do mercúrio pode ser útil para distraí-la (Fig. 5.10).

No recém-nascido, especialmente se estiver doente, os métodos ultrassônicos com Doppler ou os métodos oscilométricos fornecem as medições mais precisas e reprodutíveis da pressão arterial. O método do *flush* é uma medida não confiável da pressão arterial.

Na infância, o método auscultatório padrão pode ser usado com paciência e perseverança. De modo geral, as crianças pequenas não gostam de ter a pressão arterial medida, e há uma escassez de bons dados nessa faixa etária.

A partir dos 5 anos de idade, a pressão arterial é facilmente registrada em crianças, e alguns comentaristas estão sugerindo agora que ela seja registrada anualmente – não necessariamente para detectar anormalidade, mas para estabelecer a normalidade. Uma variedade de larguras de manguito – 7 cm, 9 cm, 11 cm e 13 cm – será necessária. Usamos a regra simples de que o maior manguito que se encaixa confortavelmente ao redor do braço deve ser aplicado. A criança deve ser receptora de qualquer dúvida sobre o registro da pressão arterial.

Erros frequentes na medição da pressão arterial
Falha em executar
Manguitos muito pequenos
Crianças chorando, ansiosas
Oscilações em torno da pressão arterial sistólica – se você não consegue ouvir a fase 1 ou a fase 5, desinfle e comece novamente
Dependência excessiva de máquinas automatizadas

O coração

Tendo documentado a frequência cardíaca, o volume de pulso, a pressão arterial, a cor, a frequência e o esforço respiratório, pode-se avançar em direção ao coração. Aqui, as habilidades clássicas de inspeção, palpação, percussão e auscultação se aplicam. Mencionaremos apenas descobertas aplicáveis a crianças.

Inspeção

Aqui procura-se por duas coisas principais:

- Um abaulamento precordial.
- Impulso ventricular visível.

5 EXAME DOS SISTEMAS

Um abaulamento precordial fará com que o esterno e as costelas se curvem para a frente, dando ao peito uma aparência hiperinflada. O batimento do ventrículo direito pode ser visível sob o xifoesterno. O batimento do ventrículo esquerdo (ou batimento apical) costuma ser visível em crianças magras, em crianças com circulação hiperdinâmica (por causa da febre ou excitação) e em crianças com verdadeiro aumento do ventrículo esquerdo.

Palpação

A palpação implica na localização do batimento apical, uma busca pelo aumento do ventrículo direito ou esquerdo e estimativa de sons palpáveis ou sopros. Um sopro palpável é referido como *frêmito*.

O aumento do ventrículo direito é mais bem investigado com as pontas dos dedos entre a 2ª a 3ª e 4ª costelas ao longo da borda esternal esquerda. Algumas pessoas preferem usar o lado da mão ao avaliar o ventrículo direito. A palpação anormal na hipertrofia ventricular direita é chamada de toque ou elevação. Uma leve vibração ventricular direita pode ser sentida através da parede torácica de crianças magras; é um achado normal. O batimento apical é encontrado no 4º espaço intercostal ao longo da linha hemiclavicular (ou mamilo) em bebês e crianças pequenas. Pode ser difícil localizar em lactentes e crianças saudáveis e robustas. Se você não conseguir localizar a batida do ápice, pense em dextrocardia ou derrame pericárdico (ambos fenômenos raros).

Nas crianças em idade escolar, o batimento apical está no 4º e no 5º espaço intercostal esquerdo na linha hemiclavicular. A hipertrofia ventricular esquerda pode resultar em um batimento apical difuso, vigoroso e deslocado. A sensação é descrita como um *hasteamento*.

A palpação de um frêmito é sempre significativa. Um frêmito na incisura supraesternal pode sugerir coarctação ou estenose aórtica. Uma bulha cardíaca palpável geralmente implica em acentuação desse som (geralmente segundo som pulmonar). A palpação pode revelar se o coração está ativo ou hiperdinâmico.

Percussão

Não achamos a percussão do coração particularmente útil. No entanto, você pode ser solicitado a demonstrar percussão cardíaca em um exame. A técnica é a mesma do adulto.

Ausculta

A *Ausculta*, como dito anteriormente, deve sempre ser deixada por último, lembrando-se então do velho ditado – "sons primeiro, sopros depois". No que diz respeito aos alunos, a maioria dos sopros é sistólica até que se prove o contrário. Se você puder estimar sopros diastólicos nas frequências cardíacas aceleradas da infância, estará bem sintonizado na *ausculta*. Não nos propomos a reiterar a rotina da ausculta cardíaca, que é a mesma em todas as idades.

Ao ouvir:

- Tente garantir que a criança não está chorando.
- Use diafragma e sino (de preferência tamanhos pediátricos).
- Ouça com a criança deitada e sentada.
- Observe qualquer variação na respiração.

Primeira bulha. O primeiro som é mais bem ouvido no ápice com o sino e o segundo, na base com o diafragma. Na infância, a p*rimeira bulha* pode ser mais alta que a segunda. Uma p*rimeira bulha* suave é sinal precoce de cardite. O desdobramento da p*rimeira bulha* pode ser normal.

A segunda *bulha* costuma estar desdobrada em crianças, sendo esta separação fisiológica e ampliada na inspiração. Uma terceira bulha cardíaca pode ser um achado normal em algumas crianças.

Sopros. No que diz respeito aos alunos, os sopros pediátricos apresentam dois problemas:

- Conseguir ouvi-los.
- Distinguir entre um sopro significativo e um inocente.

5 EXAME DOS SISTEMAS

Ao ouvir os sopros, tente eliminar todo o ruído externo e ouça entre a primeira e a segunda bulha com *muito cuidado*, usando o diafragma e o sino em todas as áreas cardíacas. É comum classificar os sopros 1-6 de maneira arbitrária para fins de registro. Nós propomos o sistema simples do quadro a seguir.

Mnemônico para sopro
Grau 1: pouco audível, inocente
Grau 2: suave, variável, geralmente inocente
Grau 3: fácil de ouvir, intermediário, sem frêmito
Grau 4: alto, audível para qualquer pessoa, frêmito
Grau 5: parece um trem, muito significativo, frêmito
Grau 6: dificilmente requer um estetoscópio, frêmito

Os sopros de grau 4-6 são sempre significativos. Os graus de 1 e 2 costumam ser inocentes e o grau 3 é intermediário. A extensão do sopro é importante: pansistólico é significativo, sistólico médio é inocente.

Sopros inocentes (também conhecidos como sopros fisiológicos, de ejeção ou de fluxo) são muito comuns na infância (sendo ouvidos em até 50% das crianças). Suas características distintas são exibidas a seguir.

Sopros inocentes: características comuns
Sistólico médio
Pouca intensidade (graus 1-3)
Localizado
Pouco propagado
De caráter musical ou vibratório
Varia conforme a posição e a respiração
Não está associado com outros sinais de doença cardíaca

EXAME DOS SISTEMAS **5**

Sopros significativos: características comuns
Pansistólico
Propaga-se por todo o precórdio
De intensidade suave a elevada (graus 4-6)
Associado com frêmito
Acompanhado por outros sinais, por exemplo, aumento ventricular
Qualquer diastólico

Um sopro inocente que pode causar dificuldade é o *zumbido venoso*. É um sopro baixo, contínuo e retumbante, mais bem ouvido sob a clavícula direita. Geralmente é mais alto quando sentado, diminui ao deitar e pode ser abolido pela pressão obliterante sobre a veia jugular interna.

O primeiro obstáculo para o aluno é distinguir os sopros significativos dos sopros inocentes. É evidente que todos os sopros devem ser adequadamente descritos – sistólico, diastólico, intensidade, duração, ponto de intensidade máxima, propagação etc. Os sopros diastólicos são relativamente pouco frequentes em crianças e, portanto, requerem cuidados auscultatórios extraordinários para ser ouvidos. Se o aluno puder determinar que o sopro é significativo, o próximo passo será determinar sua origem. Isso exigirá a consideração de cor, pulsos, impulsos ventriculares, bulha cardíaca e características do sopro. No nível de graduação, os examinadores geralmente se contentam com obtenção e elucidação de sopros. Se pressionados para um diagnóstico, os seguintes pontos podem ajudar:

- Cianose + sopro   geralmente a tetralogia de Fallot
- Cianose + sopro + cirurgia   possivelmente tetralogia de Fallot ou transposição de grandes artérias
- Rosado + sopro sistólico alto   provavelmente defeito do septo ventricular (a forma mais comum de DCC isolada)

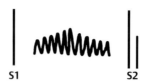

Fig. 5.11 Um sopro cardíaco.

- Rosado + sopro + femorais não palpáveis — provavelmente coarctação da aorta
- Sopro contínuo de baixa intensidade — possivelmente persistência do canal arterial

É boa prática desenhar um diagrama das características do sopro cardíaco (Fig. 5.11).

O ABDOME

Nesta seção, propomos discutir o exame de rotina do abdome, incluindo a genitália e o reto. Não nos referiremos à palpação ou ausculta do "abdome cirúrgico agudo". Primeiro, algumas palavras sobre vômito.

Vômito

Vômito requer definição e termos de quantidade, lembre-se de que mães e enfermeiros tendem a superestimar o volume de vômito. Qual é sua frequência e quando ocorre? O que contém – leite não digerido, sangue, comida, bile? É com ou sem esforço? Tente diferenciar vômito em jato de vômito regurgitante, aparentemente sem esforço. Separe pequenas regurgitações de vômitos verdadeiros. Todos os bebês vomitam ocasionalmente. O vômito está relacionado às refeições? Os volumes de alimentação são apropriados? Ele sente fome depois que vomita? A afirmação "Ele sente fome apesar do vômito" é muito característica da estenose pilórica. O vômito o incomoda? O vômito incomoda a mãe? O que ela fez a respeito?

Inspeção

O abdome em crianças e bebês costuma ser protuberante na postura ereta. Até mesmo médicos experientes têm dificuldade em distinguir uma "barriguinha" normal de uma barriga patológica. A protrusão abdominal está frequentemente relacionada à lordose exagerada na posição ereta.

A respiração normalmente é abdominal até a idade escolar. Hérnias umbilicais pequenas são um achado frequente. Leve separação dos músculos retos é normal. Veias distendidas podem ser observadas. As alças visíveis do intestino são, às vezes, observadas em crianças desnutridas.

A gordura abdominal em crianças com deficiência de hormônio de crescimento assemelha-se a celulite em adultos.

Hérnias epigástricas são pouco frequentes. Por outro lado, hérnias inguinais são comuns, especialmente nos bebês do sexo masculino. Massas intra-abdominais são ocasionalmente visíveis. Os tumores de Wilms podem receber tratamento médico se os pais observam o volume ao dar banho na criança. Identifique quaisquer cicatrizes operatórias que você inspecionar.

A distensão abdominal é frequentemente gasosa. A percussão simples pode ajudar a distinguir entre distensão sólida, cística e gasosa. A distensão abdominal pode ser:

- Gordura.
- Fluido.
- Fezes.
- Gases.
- Visceromegalia.
- Hipotonia muscular.
- Lordose exagerada.

Palpação

É de primordial importância que o bebê e a criança estejam relaxados ao palpar o abdome. Isso exigirá técnicas de paciência, habilidade e distração. As mãos devem estar quentes. Tente evitar que a criança chore! Você pode, ocasionalmente, ter que palpar o abdome com o bebê engatinhando. Algumas crianças permitirão que você apalpe seu abdome enquanto estiverem em pé, mas se oporão violentamente quando você as deitar.

O objetivo da palpação abdominal é:

- Procurar a presença de estruturas abdominais normais.
- Detectar aumento dos órgãos abdominais.
- Procurar massas ou fluidos anormais.

Sentindo o baço

O baço pode ser encontrado no quadrante abdominal superior esquerdo e, na infância, é normalmente palpável 1 a 2 cm abaixo da margem costal esquerda. É macio e pode ser sentido na inspiração.

O baço aumentado move-se com a respiração, é maciço na percussão, possui uma incisura e não se consegue alcançar acima dela. Não "cutuque" o baço. Coloque sua mão direita gentilmente sobre o abdome e permita que o baço a encontre, com a mão esquerda abaixo. O tamanho esplênico deve ser registrado em centímetros abaixo da margem costal. Baços muito grandes podem passar despercebidos, se não for possível começar a palpação abaixo do umbigo e trabalhar lentamente para cima. Incisura do baço é ocasionalmente visível. Com o aumento crônico, o baço geralmente fica mais firme. Raramente é doloroso. O baço pode aumentar medialmente em direção ao umbigo ou para baixo em direção à fossa ilíaca esquerda. O aumento esplênico tende a ser diretamente para baixo na infância.

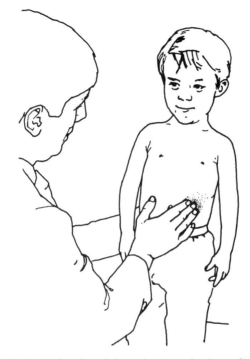

Fig. 5.12 Palpando o abdome da criança de pé no sofá.

Palpando o fígado

O fígado é um órgão relativamente grande em bebês. Um fígado 1 a 2 cm abaixo da margem costal direita é considerado normal até a idade de 2 a 3 anos. Quando aumentado, o fígado é facilmente palpável em lactentes e crianças. Sua borda é macia e desce com a respiração.

Ao palpar o fígado, não "cutuque", pois isso provocará contração dos músculos abdominais. Aproxime-se a partir da fossa ilíaca direita (FID) com as pontas dos dedos ou lateral do dedo indicador,

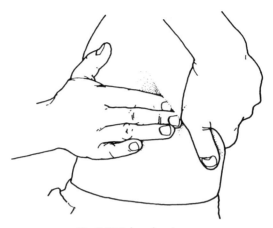

Fig. 5.13 Palpando o baço.

coloque os dedos suavemente sobre o abdome e permita que o movimento respiratório da criança traga o fígado para os dedos.

Meça a largura do fígado em centímetros, não dedos. Pode ser útil percutir o fígado e expressar seu tamanho total em centímetros, em vez de seu nível abaixo da margem costal. Entretanto, determinar a borda superior pode não ser fácil. A extensão do fígado é de 6-12 cm em crianças de 6-12 anos. Um fígado de tamanho normal pode ser empurrado para baixo por um diafragma achatado, como na bronquiolite.

A largura do fígado abaixo da margem costal é um indicador muito útil de insuficiência cardíaca congestiva em lactentes. De fato, o aumento do fígado pode ser o primeiro sinal de insuficiência cardíaca incipiente.

Não consideramos o sinal da arranhadura hepática particularmente útil para determinar o tamanho do fígado. Palpação e percussão devem ser suficientes.

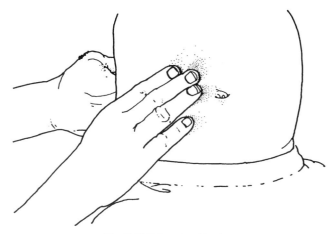

Fig. 5.14 Palpando o fígado.

Existem muitas causas para hepatomegalia em crianças, desde doenças de armazenamento até tumores. Sensibilidade dolorosa do fígado às vezes é vista na hepatite aguda.

Em resumo, o fígado é caracterizado pelo seguinte:

- Borda palpável no hipocôndrio direito.
- Movimento com respiração.
- Macicez à percussão.
- Incapacidade de sobrepor edema.

Nódulos palpáveis e sopros audíveis sobre o fígado são claramente incomuns em pediatria. A diminuição do fígado (ou atrofia) é quase impossível de detectar clinicamente em crianças, uma vez que a incapacidade de palpar um fígado não é em si anormal.

Os rins

Os rins não são facilmente palpáveis em bebês e crianças, apesar das alegações de alguns autores. De fato, diríamos ao estudante

5 EXAME DOS SISTEMAS

inexperiente – se você pode palpar os rins, eles provavelmente estão aumentados.

No recém-nascido hipotônico, os rins (especialmente o polo inferior) devem ser palpáveis e mobilizáveis. Os rins movem-se na respiração, têm um contorno suave e um deles pode ficar acima do outro. Os rins são mais bem palpados bimanualmente; nós não ficamos impressionados com a técnica de usar os polegares na abordagem anterior. A lobulação fetal normal do rim do recém-nascido não é clinicamente estimável.

O aumento do rim no recém-nascido pode ser bilateral ou unilateral. Se for unilateral, considerar mesonefroma/nefroblastoma congênito (de Wilms), displasia multicística, hidronefrose, trombose venosa renal (onde o rim é surpreendentemente firme). Se for bilateral, o aumento renal pode indicar doença policística, uropatia obstrutiva bilateral (secundária a válvulas uretrais) ou síndrome nefrótica congênita.

Bexiga

A bexiga pode ser palpada no neonato e no lactente (já que é um órgão abdominal) e é facilmente percutível quando cheia. Uma bexiga muito cheia pode, às vezes, ser visível.

Exame genital

Os alunos precisam estar cientes de que as crianças são modestas, tímidas e são ensinadas a ser reticentes quanto à inspeção genital por estranhos. Por isso, é muito importante que os alunos se apresentem, expliquem quem são, o que estão fazendo e por que estão fazendo.

A inspeção e o exame da genitália é uma parte rotineira do exame de bebês, crianças pequenas e crianças em idade escolar. Mais é aprendido pela inspeção do que pela palpação.

O exame genital deve *sempre* ser realizado na presença da mãe ou de um enfermeiro(a).

Sob nenhuma circunstância o exame não supervisionado da vagina deve ser realizado em meninas pequenas. A aparência normal da vagina pode ser aprendida em vídeos. A inspeção do períneo faz parte do exame em meninas. Não é, no entanto, necessário separar os lábios ou fazer qualquer tipo de exame interno. Se os lábios precisarem ser separados, é melhor que seja feito pela mãe.

Nos meninos, a inspeção do pênis e dos testículos faz parte do exame de rotina. No sexo masculino, procura-se normalidade (ou desvio) do pênis, escroto e testículos. Os alunos precisam verificar se o pênis é de tamanho normal, se o meato está posicionado corretamente e se os testículos desceram. Muitos "testículos que não desceram" são encontrados na repetição do exame como testículos retráteis; a abordagem precipitada das mãos frias induziu um reflexo cremastérico rápido. Na verdade, qualquer testículo que se preze vai "se esconder", se abordado de forma ameaçadora. Não ataque os testículos! Ocasionalmente, a retração do prepúcio pode ser necessária para detectar fimose, etc. O exame da genitália masculina externa pode ser realizado satisfatoriamente por inspeção apenas.

O orifício uretral está na posição normal nas pontas da glande? Se não, há epispadia (abertura dorsal) ou hipospadia (abertura ventral)? A hipospadia pode ser glandular (comum), peniana (rara) ou perínea (muito rara) (ver pág. 60).

Genitália masculina

O aumento do pênis ocorre em certas condições endócrinas e neurológicas. Observe que na hiperplasia adrenal congênita o pênis é grande, mas o volume testicular é normal. A explicação mais comum de um pênis pequeno é um pênis normal enterrado em gordura. O verdadeiro micropênis (onde pode haver pouco a ser palpável, além da pele e da uretra penianas) é raro. Comprimentos do pênis e circunferências normais foram publicados.

A inspeção do escroto deve revelar rugosidade normal e testículos visíveis. Em crianças pequenas e meninos, os testículos são mais bem examinados na posição em pé. A próxima escolha é deitado, e a tentativa final é feita com a criança em posição de cócoras. A posição agachada ajuda a abolir o reflexo cremastérico e é mais valiosa nos casos de testículos retráteis (Fig. 5.16).

Um escroto pequeno, plano e subdesenvolvido pode significar que realmente não desceu. Se não tiver certeza sobre os testículos que não desceram, repita sempre o exame. Testículos não descidos são um achado comum em bebês prematuros.

O conhecimento do volume testicular normal é um atributo não obtido pela maioria dos médicos; tudo o que é necessário é uma

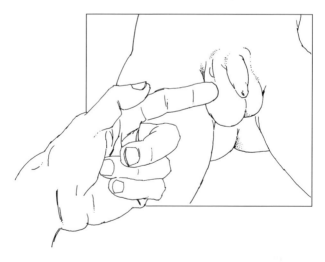

Fig. 5.15 Reflexo cremastérico.

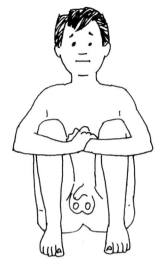

Fig. 5.16 Posição de cócoras para exame dos testículos.

apreciação da normalidade aproximada. Prader (de Zurique) produziu um orquidômetro (ou "terço testicular") apresentando uma série de volumes testiculares. Conhecimento do volume testicular pode ser importante, por exemplo, na avaliação de crianças com leucemia (os testículos podem ser um local de recaída) ou após uma torção testicular corrigida cirurgicamente (o testículo está crescendo normalmente?).

O aumento do escroto pode ser em decorrência de um testículo aumentado, a uma hidrocele (transiluminável) ou a uma hérnia inguinal. Hidroceles são comuns em neonatos.

Genitália feminina

A vulva é normalmente inspecionada em meninas. As aderências da mucosa labial não são raras. A palpação vaginal geralmente não é realizada a menos que haja indicações clínicas claras, como suspeita de corpo estranho, suspeita de abuso sexual, secreção vaginal.

5 EXAME DOS SISTEMAS

O clitóris é proeminente em bebês prematuros. Uma secreção vaginal pós-natal com sangue ("menstruação neonatal") é um evento normal ocasional. O útero e os ovários normalmente não são palpáveis em lactentes e crianças.

Termos: abdome	
Atresia	= lúmen fechado
Onfalocele (*exomphalos*)	= hérnia de linha média contendo conteúdo abdominal, envolvida pelo saco peritoneal
Gastrosquise	= hérnia paramediana, sem peritônio
Úraco	= ligação embriológica da bexiga até o umbigo

Examinando ascite

Ascite no recém-nascido pode ser:

- Um transudato, como na hidropsia, insuficiência cardíaca.
- Um exsudato, em peritonite.
- Biliar (ruptura do ducto biliar comum).
- Urinária (ruptura espontânea ou traumática da bexiga).
- Quilosa (ruptura do ducto linfático).

Dos citados acima, apenas o transudato é mais comum. Ascite também é vista na doença hepática crônica e, com bastante frequência, associa-se à síndrome nefrótica na infância.

A capacidade de demonstrar ascite é frequentemente procurada pelos examinadores e, portanto, é uma habilidade clínica importante para adquirir corretamente.

Ascite grosseira:

- Pode ser óbvia na inspeção.
- O abdome está distendido.
- O umbigo está evertido.
- Existem marcas de pressão evidentes na pele.
- Os flancos estão cheios.
- A pele parece edemaciada.
- A vulva ou o escroto estão cheios.

Um "frêmito fluido" é um sinal não confiável, e pode ser facilmente provocado (incorretamente) em crianças muito obesas. Mais confiável, de longe, é o sinal de "macicez móvel". Ao procurar por macicez, deve-se percurtir desde o timpanismo (acima) até o maciço (abaixo). Se houver macicez definida no flanco, a criança deve ser rolada para um lado, e uma mudança para o som timpânico deve ser buscada – "macicez móvel". É preciso ter cuidado para não percussionar a crista ilíaca ao determinar a macicez do flanco. A distribuição da macicez ascítica é "em formato de ferradura". A criança deve ficar deitada de lado por 30-60 segundos antes de verificar se

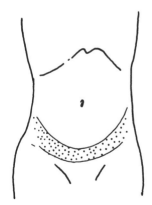

Fig. 5.17 Distribuição de fluido ascítico.

há macicez. A criança com ascite pode ter uma "barriga gelatinosa", isto é, uma sensação de fluido móvel livre no abdome.

Colocando o dedo no reto

O exame retal não é rotineiro em crianças. Sempre explique à criança antes de fazê-lo. Diga a ela que você não gosta de fazer isso, mas precisa. Sempre use lubrificação. Relaxe a criança da melhor maneira possível. O exame retal costuma ser realizado em abdome agudo, constipação crônica e sangramento retal. Use o dedo mínimo para crianças pequenas (recém-nascidos e lactentes) e o dedo indicador para crianças mais velhas. Deite a criança de lado com as pernas dobradas. Aproxime-se do reto a partir da parte inferior, sempre aproveitando a oportunidade para inspecionar a área perianal antes de inserir o dedo. Ocasionalmente, podem aparecer vermes, marcas na pele ou pólipos salientes. Hemorroidas são raras em crianças. Ao afastar as nádegas, uma fissura anal pode se tornar aparente. Fissuras anais são mais frequentemente vistas às 6 e 12 horas e podem estar acompanhadas por mamilos sentinelas (Fig. 5.19).

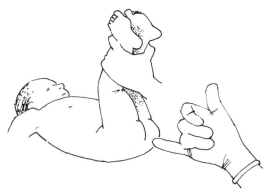

Fig. 5.18 Exame retal.

EXAME DOS SISTEMAS **5**

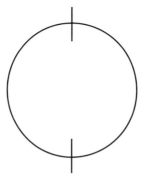

Fig. 5.19 Fissuras anais.

Na inserção do dedo, o tônus anal pode ser facilmente avaliado. Um ânus apertado que resiste ao dedo é sugestivo de estenose anal. Um ânus frouxo e patuloso geralmente indica uma lesão medular mais baixa, como mielomeningocele ou diastematomielia.

Ao examinar o reto, procuramos principalmente:

- Massas (fezes, pólipos, teratomas).
- Sensibilidade abdominal local.
- Sangue ou outra coloração na luva de exame.

Há opiniões cirúrgicas mistas sobre o valor do exame retal na situação clínica de "apendicite aguda" em crianças. Sugerimos que é um procedimento útil, pois pode-se detectar sensibilidade dolorosa (em um apêndice retrocecal) e, ocasionalmente, uma massa no apêndice.

Prolapso retal e pólipos retais são achados pouco frequentes em pediatria. Embora as crianças ponham corpos estranhos em todos os tipos de orifícios, corpos estranhos retais são incomuns. As mães ocasionalmente trazem lombrigas e tênias que foram eliminadas pelo reto; estas devem sempre ser mantidas para identificação adequada.

A inspeção da roupa íntima e da região perianal é importante na criança com manchas de eliminação fecal. O exame retal pode ser valioso na distinção entre constipação e incontinência por transbordamento ("diarreia falsa") onde o reto está repleto de fezes duras mas há pequena eliminação de fezes moles que ali se encontram.

O ânus deve sempre ser inspecionado no recém-nascido para garantir que está perfurado; ânus imperfurado é facilmente não diagnosticado, especialmente em meninas que podem eliminar mecônio através de uma fístula vaginal. A doença de Hirschsprung está entre as causas da obstrução intestinal neonatal – diz-se que a liberação explosiva de flatos é característica.

O "reflexo anal" ou reflexo anocutâneo, que é a contração do ânus ao acariciar a região perianal, deve ser procurado em bebês com espinha bífida.

Abuso sexual infantil

O reconhecimento da frequência do abuso sexual de crianças expôs a falta de familiaridade dos médicos com as aparências e variações genitais e anais normais em crianças. Acreditamos que está além do alcance deste livro abordar detalhadamente o abuso sexual infantil e sugerimos que as descobertas normais e anormais serão mais bem aprendidas em fotografias e vídeos. No entanto, é importante que os estudantes e médicos conheçam variações normais do introito e hímen nas meninas. A aparência anal normal é muito variável. Os efeitos da constipação precisam ser diferenciados do abuso sexual penetrante. A dilatação anal reflexa (alargamento do ânus na separação das nádegas) não é, necessariamente, anormal ou patológica.

Outros achados abdominais

1. *Massas fecais* podem ser sentidas nos quadrantes abdominais inferior esquerdo e central. Às vezes chamadas de "pedras fecais", são móveis, indefinidas e duras. Lembre-se de que crianças imóveis, particularmente com paralisia cerebral grave, costumam ficar constipadas.

2. *Tricobenzoar* (bola de cabelo) é um achado raro no estômago de crianças com quadros psiquiátricos.
3. *Tumores:* grandes massas tumorais incluem nefroblastoma, neuroblastoma, teratoma cístico, hepatoblastoma, cistos mesentéricos. Estes são mais frequentemente encontrados em bebês e crianças.
4. *Ovários* geralmente não são palpáveis nas meninas. Os ovários aumentados palpáveis estão associados a cistos, teratomas e tumores ovarianos.
5. *Glândulas suprarrenais* nunca são palpáveis, mesmo sendo relativamente grandes no recém-nascido. O aumento da suprarrenal é uma característica dos tumores – geralmente feocromocitoma e neuroblastoma.

EXAMINANDO OS GÂNGLIOS LINFÁTICOS

As crianças são frequentemente levadas aos médicos por causa dos linfonodos cervicais cujo aparente aumento pode ser uma fonte de preocupação para os pais. Os linfonodos do pescoço podem ser facilmente visíveis em crianças magras. Desnecessário dizer, um medo não declarado de leucemia pode iniciar a consulta. Na maioria das vezes, essas "glândulas inchadas" são normais, refletem infecções recentes e não precisam causar preocupação. Os linfonodos pequenos, do tamanho de ervilhas, discretos, indolores, são um achado normal nas cadeias cervical e inguinal em crianças em idade pré-escolar. Os linfonodos inguinais são ocasionalmente palpáveis em recém-nascidos.

Os linfonodos axilares unilaterais aumentados são frequentemente sentidos após vacinação neonatal com bacilo Calmette-Guérin (BCG). Eles geralmente são causados por inflamação/infecção local no lugar da injeção. Raramente se vê linfadenite axilar tuberculosa após BCG.

5 EXAME DOS SISTEMAS

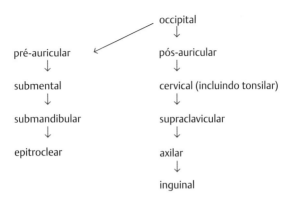

Fig. 5.20 Linfonodos: palpação da cabeça aos pés.

O exame do sistema linforreticular é parte integrante do exame da criança. Pode-se passar sistematicamente por áreas onde os nódulos linfáticos podem ser sentidos ou procurá-los durante o exame dos sistemas individuais do corpo. Sugerimos que os linfonodos sejam mais bem palpados de maneira metódica e sistemática, da "cabeça aos pés" – leva pouco tempo.

Os linfonodos cervicais devem ser examinados por trás e na frente da criança. Locallização, tamanho, consistência, maciez, mobilidade e anexos devem ser cuidadosamente registrados. O diâmetro dos linfonodos individuais aumentados deve ser registrado. Se muitos linfonodos estiverem aumentados, deve-se sempre procurar esplenomegalia e hepatomegalia.

O aumento persistente dos linfonodos do pescoço geralmente reflete amigdalite aguda. Embora a amidalite aguda diminua rapidamente, a drenagem dos nodos demora muito mais tempo. Crianças com eczema atópico frequentemente têm linfonodos regionais aumentados. O aumento generalizado dos linfonodos deve iniciar uma busca por infecção aguda, inflamação ou processo neoplásico (ver boxe).

EXAME DOS SISTEMAS **5**

Aumento dos linfonodos

Linfadenopatia cervical:
Amigdalite, faringite, sinusite
Gengivoestomatite crônica
"Febre glandular" (mononucleose infecciosa/citomegalovírus)
Tuberculose (incomum em países desenvolvidos)

Linfadenopatia generalizada:
Exantema agudo
"Febre glandular"
Artrite crônica juvenil sistêmica (doença de Still)
Leucemia linfática aguda
Reação medicamentosa
Síndrome do linfonodo mucocutâneo (síndrome de Kawasaki)

AVALIAÇÃO CLÍNICA DO SISTEMA IMUNOLÓGICO

Atualmente, o sistema imunológico costuma ser avaliado por meio de uma série de parâmetros laboratoriais, incluindo imunoglobulinas séricas, função de leucócitos e subgrupos de linfócitos. O exame clínico útil pode, no entanto, ser colhido do exame físico.

Avaliação clínica do sistema imune

As amígdalas estão presentes?
Os gânglios linfáticos são palpáveis?
Recebeu a vacina BCG? (Este é um teste de transformação dos linfócitos)
Alguma infecção pustular da pele?
Alguma erupção alérgica?

ORELHA, NARIZ, BOCA E GARGANTA

A orelha

A orelha é baixa quando a hélice (parte superior do pavilhão auricular) encontra o crânio em um nível abaixo do plano horizontal a partir do ângulo da fissura palpebral. A dor ao puxar o pavilhão sugere um furúnculo no canal externo. Muitas mães sugerem que as crianças com otite média "puxam as orelhas" ou que o pavilhão está vermelho nas infecções do ouvido médio.

133

5 EXAME DOS SISTEMAS

Anormalidades do pavilhão auricular são vistas em muitas síndromes, de Treacher Collins à síndrome de Down. Foi dito, mas não comprovado, que anormalidades da orelha externa estão associadas a anormalidades renais; a associação é fraca. Anormalidades cosméticas, como orelhas protrusas ("orelhas de morcego") são comuns. Orelhas grandes foram descritas na síndrome do X frágil.

Examinando os tímpanos

Deve-se dizer que a otoscopia costuma ser mal realizada pelos estudantes – eles se apressam, não instruem a mãe adequadamente, usam um espéculo muito pequeno e, às vezes, machucam a criança.

A mãe deve, gentilmente, mas com firmeza, segurar a criança contra o peito, uma mão sobre a testa, a outra ao redor do peito, segurando as mãos da criança. As pernas podem ser seguradas entre as coxas da mãe, se necessário.

No lactente, o pavilhão auricular deve ser puxado para baixo, pois o canal é direcionado para cima. Na criança mais velha, puxe a orelha para cima para direcionar o tímpano para a área de visualização do otoscópio. Não é raro que a cera obstrua a visualização. Deve ser removida? Certamente não pelo estudante inexperiente.

Sempre use o maior espéculo que você ache possível. Preferimos o modelo com cabo, pois isso permite que o otoscópio se mova prontamente com qualquer movimento da criança. Inspecione o canal ao entrar.

Se a criança tem medo do otoscópio, demonstre primeiro na mãe. Não empurre o otoscópio mais de 0,5 cm em lactentes ou 1 cm em crianças mais velhas. Pode-se ver otite externa ou um furúnculo (extremamente doloroso) no canal. Ocasionalmente, encontra-se um corpo estranho, como uma conta.

EXAME DOS SISTEMAS 5

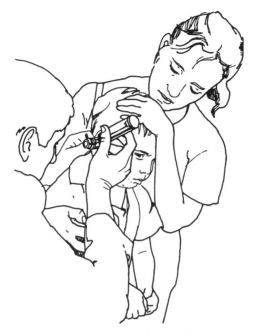

Fig. 5.21 Examinando o ouvido.

A aparência normal do tímpano é branco-acinzentada e translúcida com um claro reflexo de luz. A anormalidade mais comum detectada é vermelhidão, que, se acompanhada de abaulamento, implica infecção do ouvido médio.

A cor rosada ou vermelhidão do tímpano é prontamente determinada. Lembre-se de que o choro pode alterar o tímpano e dar a falsa impressão de "inflamação". Ficamos impressionados com a dificuldade em localizar perfurações quando o pus está exsudando no canal.

5 EXAME DOS SISTEMAS

Um tímpano opaco, retraído ou cheio com perda de reflexo luminoso é indicativo de otite média serosa (vulgarmente conhecida como "orelha de cola"). Esta condição, que tem várias causas, é em decorrência da obstrução da drenagem da tuba auditiva.

A mastoidite é, agora, uma condição pouco frequente. A mastoidite aguda pode estar associada à protrusão do pavilhão auricular e à vermelhidão e edema da mastoide. Mais provavelmente, hoje, um edema ou sensibilidade pós-auricular seria causado pela inflamação dos linfonodos. Os seios ou fossas pré-auriculares podem ser vistos na frente da orelha; eles são congênitos, mas, às vezes, podem ficar infectados.

Trate o ouvido com moderação e respeito e ele irá retribuir com uma avaliação precisa da vermelhidão, retração e perfuração.

O nariz

A respiração no recém-nascido é geralmente nasal; a obstrução nasal pode resultar em considerável dificuldade respiratória, até mesmo em apneia. O movimento do ar através de cada narina pode ser detectado ao sentir o fluxo com a ponta do dedo, ouvindo com o estetoscópio ou observando a condensação em um espelho posicionado abaixo das narinas anteriores. Em caso de dúvida, no recém-nascido, a permeabilidade nasal pode ser estabelecida pela passagem de um cateter. A atresia de coana unilateral ou bilateral é um achado raro.

Uma ponte nasal plana geralmente é normal. No entanto, é uma característica marcante na síndrome de Down.

O nariz é um receptáculo comum para corpos estranhos (contas, etc.) que podem resultar em secreção purulenta unilateral. O nariz pode ser examinado usando o otoscópio – suavemente. Uma mucosa nasal úmida pode sugerir alergia. Os pólipos nasais sugerem asma ou fibrose cística. Uma secreção nasal mucopurulenta crônica durante o inverno é um achado frequente em climas frios.

EXAME DOS SISTEMAS **5**

Uma queixa comum diz respeito à criança com secreção nasal persistente ("nariz escorrendo"). A secreção pode ser clara (como na rinite viral ou alérgica) ou purulenta (sugerindo sinusite ou obstrução adenoideana). A secreção nasal sanguinolenta (epistaxe) geralmente resulta do ato de "cutucar" o nariz. A epistaxe espontânea geralmente se origina de uma pequena má-formação vascular da mucosa nasal (área de Little). Os pais (compreensivelmente) exageram a perda de sangue na epistaxe.

A boca

A cavidade bucal é um território hostil e, muitas vezes, inexplorado para médicos inocentes, pediatras e clínicos em geral: boca que não abre, mandíbulas presas em uma espátula, dentes prontos para morder dedos examinadores, um vislumbre fugaz das amígdalas e tremores na úvula. Bebês e crianças pequenas não gostam de ter suas bocas e gargantas examinadas. Portanto, este exame deve ser deixado apenas por último. Alguns abrirão tanto quanto um jacaré com a promessa de que uma espátula não será usada. Outros têm que ser coagidos a cooperar. Às vezes, pressionar um dedo em cada bochecha forçará a abertura da boca. Quando necessário, a criança pode ser adequadamente contida (Fig. 5.22).

As amígdalas

A inspeção adequada das amígdalas requer uma boa fonte de luz, uma boca bem aberta e um observador veloz.

As amígdalas podem ser surpreendentemente difíceis de visualizar em recém-nascidos e lactentes, pois a língua parece sempre subir. É notável e embaraçosamente fácil perder uma fenda do palato mole no recém-nascido. Ocasionalmente, encontra-se uma úvula bífida, que pode estar associada a uma fenda submucosa no palato mole.

137

5 EXAME DOS SISTEMAS

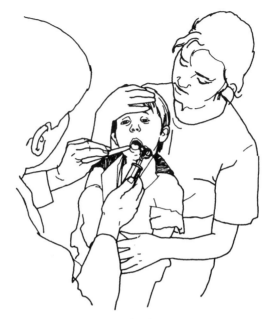

Fig. 5.22 Examinando a boca e a garganta.

Temos poucos momentos para observar hiperemia, exsudato ou secreções na orofaringe. A amigdalite (tonsilite) estreptocócica clássica produz um exsudato folicular unilateral ou bilateral. Um exsudato cremoso e confluente é típico de mononucleose infecciosa; outras características notáveis desta doença são petéquias palatais e uma úvula aumentada. Alguns textos afirmam que a mononucleose infecciosa não ocorre em crianças pequenas; esta não tem sido a nossa experiência. A difteria, embora rara atualmente, não deve ser esquecida. Ela causa uma linfadenite grave, "pescoço de touro", uma membrana acinzentada e uma toxicidade notável. É necessário afirmar que a amigdalite gonocócica tem que ser considerada em infecção atípica ou não responsiva em adolescentes.

Ao examinar as amígdalas, o aluno também deve olhar para a orofaringe em busca de evidências de faringite, exsudato ou gotejamento pós-nasal. Gotejamento pós-nasal pode ser induzido pedindo à criança que diga um "aah" prolongado.

O tamanho das amigdalas não é importante a menos que seja extremo. Por amígdalas extremamente grandes, queremos dizer amígdalas que se encontram na linha média (às vezes chamadas de "amígdalas que se beijam"). Amígdalas repetidamente infectadas podem ter uma aparência irregular.

A língua

Uma língua grande e protuberante é uma característica do hipotireoidismo congênito. Macroglossia também pode ser causada por uma anomalia linfática ou vascular local. A língua pode parecer inapropriadamente grande para uma boca pequena como na síndrome de Down. Uma língua geográfica é uma língua com linhas vermelhas irregulares e áreas pálidas. Não tem significado particular.

Uma língua revestida de branco costuma ser atribuída a alimentação com leite. A infecção por monília (candidíase oral) é manifestada por um exsudado branco irregular que não pode ser facilmente removido por uma espátula. Estomatite herpética afeta a língua, mucosa e borda bucal. É vascularizada, friável, sangra ao toque e está associada a salivação acentuada.

Mucosa bucal

A candidíase oral aparece como manchas brancas serpiginosas na mucosa. As manchas de Koplik são como um grão de sal com uma borda vermelha; eles são encontrados na mucosa bucal durante o pródromo do sarampo. A inflamação do ducto parotídeo geralmente implica parotidite viral aguda (caxumba). Parotidite supurativa recorrente (com ou sem cálculos) é uma raridade na infância.

5 EXAME DOS SISTEMAS

Os dentes

Dentistas possuem pouco conhecimento de medicina. Os médicos têm um conhecimento mínimo de odontologia, praticamente ausente na maioria dos currículos médicos. Particularmente, na primeira infância, o médico tem uma oportunidade única de praticar odontologia preventiva. Mesmo um breve exame na cavidade oral da criança e um exame de dentes e gengivas é um exercício útil. Abaixo estão alguns benefícios do exame odontológico:

1. A cárie dentária ainda é prevalente, especialmente nos segmentos menos favorecidos da sociedade. A cárie dos incisivos superiores é, às vezes, chamada de "cárie de mamadeira".
2. Detecção precoce de má erupção, má oclusão e desalinhamento.
3. Manchas dentárias podem ter significado diagnóstico. A hipoplasia do esmalte dentário tem sido descrita como sequela da hipocalcemia neonatal. A coloração marrom ou amarela (que fluoresce sob a luz de Wood) é um efeito colateral do consumo

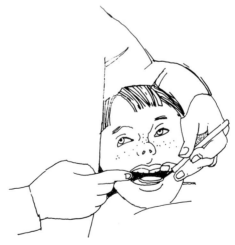

Fig. 5.23 Inspecionando os dentes.

de tetraciclina na gravidez e na primeira infância. A coloração preta dos dentes, às vezes, acompanha a ingestão de ferro.

4. Dentes achatados são vistos em crianças normais e portadoras de necessidades especiais que rangem os dentes (bruxismo).

5. Ausência de dentes é uma característica da displasia ectodérmica.

6. A gengivite está frequentemente associada à cárie. A hipertrofia gengival, com ou sem gengivite, ocorre em crianças que consomem fenitoína e ciclosporina a longo prazo.

Termos: cavidade oral	
Rânula	= cisto no assoalho anterior da boca
Esquinência	= abscesso peritonsilar
Glossoptose	= deslocamento para trás da língua
Micrognatia	= queixo pequeno

PELE, CABELO E UNHAS

Nesta seção, mencionamos algumas variações normais da pele, algumas pistas clínicas a serem encontradas na pele, cabelos e unhas, e propomos que o segredo do sucesso nas condições da pele está na inspeção, palpação e descrição. Não nos referiremos aos exantemas infecciosos agudos.

Pele

Cor de pele. A discussão das variações raciais nas cores da pele está além do nosso alcance. Os alunos estarão cientes do aumento das relações inter-raciais, observando todos os tipos de variações pigmentares.

Manchas mongólicas são áreas pretas ou azul-marinho sobre o sacro, nádegas e, às vezes, canelas de bebês de pais do Oriente Médio, africanos e asiáticos. A pigmentação do escroto pode ser um achado associado.

5 EXAME DOS SISTEMAS

Ausência de pigmentação cutânea ocorre no albinismo, que passa facilmente despercebido no nascimento, pois o reflexo do cristalino pode não ser notado e o pigmento da pele é leve na maioria dos lactentes. A pigmentação da pele aumenta no decorrer da infância.

Sardas (múltiplos pequenos pontos pigmentados) são bastante comuns, especialmente em pessoas de pele clara.

Manchas café com leite são manchas pigmentadas com mais de 1,5 cm de diâmetro. Quando maiores que seis, podem sugerir neurofibromatose; sardas axilares são características dessa condição.

Pequenos hematomas na testa são um achado normal em crianças pequenas, que recentemente adquiriram a habilidade de andar. Contusões pequenas semelhantes (até 20) são um achado frequente nos joelhos e canelas de crianças em idade pré-escolar e escolar. Os locais característicos e o aparecimento de contusões sugestivas de lesão não acidental são descritos em outra parte (Capítulo 11).

Carotenemia (coloração amarela da pele) tem sido descrita em bebês e crianças que consomem quantidades excessivas de cenoura e tangerina.

Vitiligo é uma área de pele despigmentada, e pode ser visto em esclerose tuberosa e condições autoimunes.

Termos: Cabelo/pele	
Hirsutismo	= pilosidade excessiva; sinônimo de hipertricose
Hiperidrose	= excesso de suor
Lentigo	= manchas pigmentadas acastanhadas na pele
Vitiligo	= manchas despigmentadas

Esclerema é um espessamento e endurecimento eritematoso da pele associado à hipotermia ou estase vascular. Esclerema local costuma estar confinado às mãos e pés. Esclerema generalizado indica um grave distúrbio sistêmico.

Edema. O edema generalizado da pele é um achado normal em recém-nascidos prematuros. As condições hidrópicas do recém-nascido são acompanhadas por edema generalizado. O edema secundário é incomum no recém-nascido, mas pode ocorrer no recém-nascido com insuficiência cardíaca congestiva.

Linfedema (sem cacifo) é classicamente encontrado nos membros inferiores na síndrome de Milroy (linfedema congênito) e no recém-nascido XO (síndrome de Turner).

Eritema nodoso é um edema vermelho e doloroso na face tibial (borda anterior da tíbia). As lesões podem variar em tamanho e quantidade. Está associado a infecção por estreptococos, drogas, tuberculose, doença inflamatória intestinal e sarcoidose.

Cabelo

A cor, espessura e distribuição do cabelo são atributos raciais. Cabelo macio e fofo (lanugo) é encontrado em bebês prematuros. Cabelo abundante na cabeça ao nascimento é uma variante normal, mas pode sugerir hipotireoidismo congênito. Sobrancelhas espessas são uma característica das mucopolissacaridoses e da síndrome de Lange. Os cílios longos são um atributo normal (desejado) nas meninas; eles também ocorrem em crianças com distúrbios debilitantes crônicos.

Cabelos escuros proeminentes nos antebraços, nuca e dorso são variantes normais. Manchas brancas no cabelo são uma característica da síndrome de Waardenburg. Cabelo crespo é descrito na rara síndrome de Menkes. Cabelo escorrido e "sem vida" às vezes é observado na doença celíaca.

5 EXAME DOS SISTEMAS

Cabelos occipitais ausentes ou curtos podem ser uma característica dos bebês que estão atrasados ou privados; isso reflete muito tempo na posição de decúbito dorsal. Crianças com síndrome de Down geralmente têm cabelos lisos. A ausência total de cabelos é observada na displasia ectodérmica (uma condição rara) e como efeito colateral das drogas citotóxicas.

A ausência local de pelos em uma criança pode refletir alopecia ou tricotilomania (arrancar pelos). Na alopecia, a área pode estar totalmente careca; na tricotilomania, raízes de cabelo curto geralmente estão presentes.

Lêndeas (pediculose da cabeça) são um achado comum hoje em dia. Elas aderem as hastes do cabelo, são difíceis de mover e precisam ser diferenciadas da caspa. Um predecessor pediátrico nosso referiu-se aos piolhos como "caspa mecanizada".

O excesso de pelos (hipertricose, hirsutismo) pode ser um efeito colateral de vários medicamentos, incluindo fenitoína, diazóxido, minoxidil, ciclosporina e corticosteroides.

Unhas

As unhas geralmente são longas no recém-nascido pós-termo. Ausência de unhas é uma característica da displasia ectodérmica. A cianose periférica dos leitos ungueais (acrocianose) é uma variante neonatal normal.

Unhas em forma de colher (coiloníquia) são, ocasionalmente, uma variante normal; elas podem estar associadas à anemia. Linhas brancas nas unhas (leuconíquia) podem ser vistas com estados hipoalbuminêmicos crônicos, como síndrome nefrótica e distúrbios hepáticos. Pequenas manchas brancas nas unhas não indicam deficiência de cálcio.

Depressão das unhas é descrito em doenças fúngicas e na psoríase. Roer as unhas é um achado frequente em crianças, estressadas e não estressadas.

O segredo do sucesso na pele

O segredo do sucesso na dermatologia é descrever o que você vê. Afaste-se, observe cuidadosamente a erupção cutânea e aplique termos descritivos à sua cor, aparência, distribuição, sensação, etc. Muitos alunos dão uma olhada e saltam para um diagnóstico com muita sede ao pote. É melhor, de longe, usar o poder de descrição e palpação.

Os alunos de hoje podem ser inibidos pela falta de um pouco de latim ou grego, o que certamente ajuda na compreensão das peles. O estudante que conhece um pouco de latim não chamaria as lesões circulares uniformes da psoríase de "eritema multiforme". Abaixo está um glossário de alguns termos clássicos em um esforço para superar a confusão.

Sugerimos que, depois de ter visto as seguintes erupções, você as descreva imediata e cuidadosamente:

- Psoríase.
- Tinha do corpo (tinha).
- Eritema nodoso.
- Púrpura anafilactoide.
- Molusco contagioso.

Vale a pena montar um diferencial clínico de erupções eritematosas, erupções roxas (purpúricas), erupções vesiculares e erupções bolhosas.

Exame de erupções cutâneas
Inspeção
Palpação
Descrição
Distribuição

5 EXAME DOS SISTEMAS

Glossário de terminologia dermatológica	
Eritema	= vermelhidão
Eritema multiforme	= vermelhidão de muitos formatos
Eritema marginado	= margem vermelha levantada
Eritema anular	= vermelho, circular
Eczema atópico	= literalmente significa "fervendo fora de lugar" "atopia" de *topos* (grego para lugar) eczein = ferver
Centrífuga	= fugindo do centro
Centrípeto	= buscando o centro
Morbiliforme	= semelhante ao sarampo
Variceliforme	= semelhante a varicela
Ictiose	= pele seca e escamada. De *ichthus* (grego para peixe)

Descreva uma erupção cutânea como se você estivesse tentando descrevê-la para uma pessoa cega – local, tamanho, cor, formato, distribuição, sensação. É uma mácula, pápula ou vesícula? Coça? Está úmida ou seca? É centrífuga ou centrípeta? Está elevada ou plana? Qual é a sensação?

Termos: erupções cutâneas	
Mácula	= lesão plana
Pápula	= lesão elevada
Vesícula	= lesão cheia de líquido
Bolha	= grande vesícula
Pústula	= vesícula contendo pus

O *eczema* (dermatite atópica) é a erupção cutânea crônica mais comum na infância. O eczema é um bom exemplo de aplicação da descrição para chegar a uma conclusão. A pele no eczema pode ser:

- Eritematosa (vermelha).
- Seca.
- Papular (palpavelmente elevada).
- Escamosa (ictiótica).

EXAME DOS SISTEMAS **5**

- Escoriada (arranhada).
- Espessa (liquenificada).
- Úmida (infectada ?).

No que diz respeito às crianças, as quatro irritações do eczema são:

- Coceira.
- Ictiose.
- Infecção.
- Autoimagem.

A palpação da erupção cutânea é mais importante e, frequentemente, não é realizada. Poucas erupções na pediatria são dolorosas. Medição de lesões e fotografia clínica são muito úteis para fins de registro.

Erupções cutâneas descamativas. Descamação significa troca ou descascamento da pele. A descamação não é comum, mas pode ser um alerta diagnóstico. Entre as erupções cutâneas de crianças que descamam estão:

- Doença de Kawasaki: a descamação ao redor das bordas das unhas, nas mãos e pés e na área da fralda é típica.
- Febre escarlatina.
- Sarampo grave.
- Síndrome da pele escaldada estafilocócica.

Petéquias ou púrpura? Erupções purpúricas são importantes na pediatria. Há alguma confusão e sobreposição entre esses termos. Nós sempre entendemos que petéquias são manchas roxas finas, não esbranquiçadas e não palpáveis, geralmente com cerca de 1 mm de diâmetro. Púrpura também são manchas roxas, não esbranquiçadas, de 2 mm ou mais. Pode ser palpável e tem muitas causas; entretanto, uma erupção purpúrica de rápida disseminação na infância é sugestiva de septicemia. A rapidez de início, disseminação, distribuição e associação com hematomas são fatores clínicos relevantes. O grau de doença (ou bem-estar!) é importante.

147

5 EXAME DOS SISTEMAS

A púrpura "úmida" (nas superfícies das mucosas) costumava ser considerada mais grave do que a púrpura "seca" (na pele). Causas comuns de púrpura incluem:

- Septicemia meningocócica aguda. O aparecimento de manchas roxas em um bebê ou criança agudamente doente. Os pais no Reino Unido foram ensinados na televisão a fazer o teste do vidro – as manchas não clareiam quando um copo é rolado sobre elas.
- Coagulopatia, mais comumente púrpura trombocitopênica idiopática. A criança geralmente está bem e as manchas purpúricas são acompanhadas por equimoses e hematomas.
- Vasculopatia, mais comumente púrpura de Henoch-Schönlein. A erupção purpúrica é mais proeminente nas nádegas, parte de trás das pernas e braços.

Existem muitas causas de púrpura e a discussão clínica está muito relacionada com a idade da criança, sendo as hipóteses diagnósticas muito diferentes no recém-nascido e no adolescente.

É importante lembrar que a pele, os dentes, o cabelo e as unhas são estruturas ectodérmicas e devem ser vistas como um contínuo, particularmente quando se tratam de anomalias congênitas de alguma parte do sistema, como na displasia ectodérmica. O estado do cabelo e da pele, em particular, pode contribuir para uma avaliação clínica do estado nutricional da criança.

Assaduras = ACES
Amônia
Cândida
Eczema
Seborreia

Eritemas na região das fraldas:

- Dermatite seborreica (couro cabeludo, pescoço e axila também estão envolvidos).
- Dermatite amoniacal irritativa (pregas cutâneas geralmente poupadas).
- Dermatite por cândida (lesões-satélite são características).
- Eczema (lesões típicas em outros lugares).
- Acrodermatite enteropática (uma condição rara associada à deficiência de zinco).
- Assadura erosiva ou ulcerada é uma forma grave de dermatite amoniacal irritativa.

Assaduras são muito comuns e precisam ser observadas, e, se possível, clinicamente categorizadas conforme descrito acima. As quatro principais causas são seborreia, amônia, cândida e eczema.

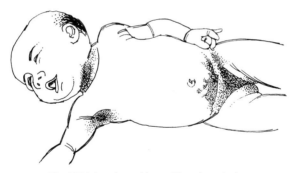

Fig. 5.24 Assaduras (dermatite seborreica).

Frieiras (perniose) às vezes são vistas em crianças que vivem em casas frias em climas frios. Elas são observadas, nos dedos das mãos e pés e, ocasionalmente, nas orelhas; são bolhas inflamatórias, que podem ulcerar. Queratose pilar ou pele seca e irregular nos braços e pernas é comum e, muitas vezes, familiar.

5 EXAME DOS SISTEMAS

Termos: Infecções cutâneas	
Celulite	= vermelhidão, calor, edema por causa da infecção superficial da pele em vários locais
Impetigo	= lesões vesiculares, com crostas, de cor marrom, na pele do rosto e membros
Pele escaldada	= eritema, áreas semelhantes à queimadura, pode ser generalizada

Intertrigo pode ser observado em bebês e crianças com excesso de peso. É uma erupção vermelha e úmida em sulcos entre superfícies de pele opostas da virilha, axila e, às vezes, pescoço.

Em resumo, o exame de qualquer erupção cutânea deve incluir:

- Inspeção.
- Palpação.
- Boa descrição.

Termos: "derm"	
Dermatoglíficos	= estudo dos padrões de impressões digitais e do vinco das mãos
Dermatografia	= escrita da pele. Linha branca com margens vermelhas após coçar a pele
Dermoide	= teratoma das estruturas da pele
Dermatophagoides pteronyssinus	= ácaro da poeira doméstica

EXAME NEUROLÓGICO

Não nos propomos a lidar exaustivamente com o sistema neurológico, mas sim apresentar alguns pontos sobre o sistema neurológico e seu exame que são *diferentes* em bebês, crianças pequenas e em idade pré-escolar. O exame neurológico nessas idades nem sempre pode ser realizado de forma organizada.

Em contraste, um exame neurológico completo "clássico" pode ser realizado em uma criança cooperativa em idade escolar. Seus truques e técnicas são totalmente descritos em seu texto básico sobre métodos clínicos, por isso não vamos elaborar mais. O exame neurológico do recém-nascido é descrito no Capítulo 4. Intrínseca à compreensão do sistema neurológico do bebê está o fato de que a maturação do sistema nervoso central (SNC) é manifestada pela perda de reflexos primitivos com um ganho correspondente em habilidades positivas. O exame de desenvolvimento, incluindo fala, audição, movimentos grosseiros e finos, é apresentado no Capítulo 8.

A abordagem neurológica combina:

1. Anamnese cuidadosa do nascimento, eventos perinatais, sequência de desenvolvimento, preocupações maternas, etc.
2. Observação da atividade da criança, simetria e movimento da criança, brincar e socialização.
3. Exame minucioso de tônus, força, coordenação, reflexo e sensorial. A sensibilidade pode ser especialmente difícil de determinar na infância.

Anamnese

Alguém precisará indagar sobre o movimento no útero. Embora os instintos maternos sobre o movimento intrauterino normal possam ser falhos, em retrospecto eles podem estar alertando. Movimento fetal reduzido pode ser significativo.

Eventos perinatais são importantes. Baixos escores de Apgar (< 5) em 1 e 5 minutos, embora não sejam em si mesmos prognosticamente valiosos, podem ser preocupantes.

Como o bebê sugou? Como se moveu? Ele passou no exame neurológico neonatal?

Conte-me sobre o seu desenvolvimento. Um padrão normal foi seguido? Quando ele sorriu pela primeira vez com intensão? Quando ele se sentou sem apoio, etc.? A mãe moderna pode muito bem ter preenchido esses marcos do desenvolvimento no livro ou no diário de seu bebê. Se assim for, peça para vê-lo.

5 EXAME DOS SISTEMAS

Se uma mãe apresentar seu filho com um possível problema neurológico ou de desenvolvimento, lembre-se do nosso princípio:

- Ela geralmente está certa.
- Suas preocupações muitas vezes começaram bem antes de visitar os médicos.
- Seus instintos são mais afiados que suas observações.

Algumas declarações preocupantes feitas pelas mães

"Ele era um bebê bonzinho" (isso pode significar que ele chorava ou se mexia muito pouco, mas simplesmente dormia e alimentava-se).
"Ele sempre foi diferente dos outros."
"Ele estava bem até os 9 meses de idade, depois parece que ele parou."
"Parece que ele regrediu."

Os bebês com insultos perinatais tendem a ser anormais em seu comportamento desde o início. Bebês com distúrbios neurodegenerativos, por exemplo, podem se desenvolver normalmente por um período e, então, parar, ou até mesmo regredir.

Os neurologistas, acima de tudo especialistas, são obsessivos em sua demanda por uma boa anamnese. Quando o problema começou? Como era a criança antes disso? O que exatamente aconteceu? Qual tem sido a sequência de eventos desde então? Dar uma anamnese de convulsão a um neurologista como estagiário é semelhante a ser interrogado no tribunal por um advogado sênior queixoso. Portanto, aprenda a arte antes de se qualificar. Seja confiante, seja completo e escolha suas palavras com cuidado. Em outras palavras, tenha uma boa anamnese ou corra o risco de ser "martelado".

Técnicas de exame

Planejamos apenas destacar algumas habilidades e certos sinais específicos para pediatria. Para uma descrição detalhada do exame neurológico, consulte o texto de sinais clínicos.

152

EXAME DOS SISTEMAS **5**

Reflexos tendíneos

Às vezes, a ponta do dedo é usada para provocar reflexo no joelho dos recém-nascidos; esta é uma prática aceitável. Após o período neonatal, recomendamos o uso de um pequeno martelo de reflexo.

Ao golpear um tendão com o martelo, seja ritmado, não apunhale – em outras palavras, permita que o martelo tenha um curso livre. O reflexo do joelho é mais bem obtido se o martelo for segurado como se fosse uma caneta e paralelo à perna.

O uso da lateral do diafragma do estetoscópio para provocar reflexos do tendão é uma prática descuidada e não recomendada.

Os reflexos tendíneos profundos podem ser arbitrariamente classificados para fins de registro como segue:

0 = ausente

1+ = resposta fraca

2+ = resposta normal

3+ = resposta exagerada

4+ = resposta muito rápida

Respostas exageradas são características de lesões de neurônios motores superiores (piramidais), reflexos reduzidos ocorrem com fraqueza muscular e reflexos ausentes sugerem uma neuropatia periférica (neurônio motor inferior).

Fundoscopia

Em bebês e crianças pequenas, a fundoscopia requer paciência de Jó e muita habilidade. A fundoscopia pode, por vezes, ser semelhante a procurar um passageiro em um trem que passa correndo. Faça o seu melhor. Não fique deprimido se você falhar – todos nós falhamos (ver pág. 188 para uma discussão mais detalhada).

Neonato

Mencionaremos brevemente o recém-nascido, cujo exame neurológico é detalhado no Capítulo 4. Observe a postura adotada por recém-nascidos e lactentes. Observe os movimentos dos membros

5 EXAME DOS SISTEMAS

e, em particular, se são simétricos ou não. Observe a posição normal de flexão do bebê que está bem. Observe a "posição de sapinho" do bebê molenga. Procure a extensão do pescoço em crianças com "irritação cerebral" ou com meningismo grave. Procure movimentos espontâneos e movimentos anormais.

Achados normais do recém-nascido:

- Tremor.
- Respostas em massa.
- Resposta plantar extensora.
- Clônus de tornozelo não sustentado.
- A resposta de Babinski pode permanecer (extensora) até a idade de 8 meses.

Lactente

Como a criança manuseia? Esta é uma observação importante. Ele se ressente da manipulação (como, por exemplo, crianças com meningismo)? Ele é "molenga" – ele tende a escorregar por suas mãos na suspensão vertical? Ele é rígido – ele tende a se mover "em bloco"? O tônus muscular diminui?

Exame do nervo craniano

Exame formal completo do nervo craniano pode ser difícil em bebês e crianças pequenas. No entanto, a observação de atividades cotidianas como sorrir, chorar, sugar, olhar, ruminar e mastigar pode ser muito instrutiva. O exame do primeiro nervo craniano é quase impossível em crianças em idade pré-escolar; felizmente parece raramente envolvido em distúrbios neurológicos. A Tabela 5.10 lista as atividades que exigem a função normal do nervo craniano para um desempenho perfeito.

Os problemas mais comuns nos nervos cranianos em bebês incluem estrabismo (paralítico ou concomitante) e paralisia do nervo facial (congênita ou adquirida). Sucção deficiente ou ausente em um bebê a termo é um sinal neurológico grave. A falha no aparecimento

EXAME DOS SISTEMAS 5

Tabela 5.10 Atividades que requerem função normal dos nervos cranianos		
Atividade	Nervos cranianos usados	Comentário
Olfato	1	Impossível
Acuidade visual	2	Consegue ver?
Movimento ocular	3	Para cima, medialmente, para baixo, para dentro
Movimento ocular	4	Para baixo e para fora
Mastigação	5	Ou fixação
Movimento ocular	6	Lateral
Chorar, sorrir	7	Expressões faciais
Audição	8	Reflexo de surpresa, teste formal
Sugar	5, 7, 9	Grave se estiver ausente
Engolir	9, 10, 11	Coordenado?
Fonação	9	Ou testar reflexo de engasgo
Fonação	10	Observar movimento do palato
Virar a cabeça	11	
Protrusão da língua	12	

de um sorriso social com 6 semanas de idade justifica preocupação. As mães estão intimamente sintonizadas com seus bebês e geralmente estão atentas às respostas sociais, como olhar, ouvir, sorrir e balbuciar. A mãe pode, muitas vezes, extrair essas respostas melhor do que você, mas tente e aprenda. Lembre-se de que bebês e crianças pequenas respondem melhor a rostos humanos sorridentes e amistosos em detrimento de luzes, canetas, brinquedos ou outros objetos inanimados.

Ao final do exame neurológico, será útil chegar a uma ampla conclusão geral como segue:

1. Definitivamente normal em todos os aspectos.
2. Provavelmente normal, mas mostra algumas pequenas discrepâncias. Verificar novamente.

155

5 EXAME DOS SISTEMAS

3. Provavelmente anormal. Desvios definidos do normal, como ausência de sorriso social, sucção fraca ou movimento reduzido. Repetir o exame.
4. Definitivamente anormal. Achados definidos como ausência de fixação visual, reflexos primitivos persistentes, tônus alterado (geralmente hipotônico) etc.

Os exames neurológicos e de desenvolvimento estão integralmente inter-relacionados e exigem muita habilidade e prática. Os estudantes devem limitar-se aos extremos – demonstração de normalidade e detecção de anomalias importantes. As sutilezas entre elas serão acumuladas com o tempo e a prática após a graduação.

Acreditamos que o exame sensorial de bebês e crianças pequenas é muito sutil e subjetivo demais para os alunos de graduação e não nos aprofundaremos mais. Dor é fácil provocar, mas sugerimos que nossa premissa principal – primeiro, não faça mal – tenha precedência. Felizmente, a maioria dos insultos neurológicos em bebês e crianças pequenas envolve o sistema motor em vez do sistema sensorial. Ausência de sensação pode ser demonstrada na paraplegia flácida do membro inferior associada à mielomeningocele e na polineurite ascendente (síndrome de Guillain-Barré).

O desaparecimento dos reflexos primitivos com o aparecimento de habilidades positivas faz parte da sequência de desenvolvimento (Tabela 5.11). A persistência de reflexos primitivos é neurologicamente ruim.

Tabela 5.11 Reflexos primitivos: aparecimento e desaparecimento		
Reflexo	Aparecimento	Desaparecimento
Marcha	Recém-nascido	2 meses
Moro	Nascimento	3-5 meses
Preensão palmar	Nascimento	2 meses
Preensão plantar	Nascimento	8-10 meses
Tônico cervical assimétrico	Recém-nascido	1-6 meses

EXAME DOS SISTEMAS 5

Palpando a fontanela

Se o olho é a janela da alma, a fontanela é a janela no cérebro da criança.

A tensão da fontanela anterior é um sinal importante para decidir se uma criança elevou ou não a pressão intracraniana e determina a presença e o grau de desidratação. A fontanela deve, de preferência, ser palpada (gentilmente!) quando a criança estiver quieta ou sentada ereta. Preenchimento e elevação da fontanela sobre o crânio circundante é evidência de aumento da pressão intracraniana. As causas habituais disso serão meningite ou hidrocefalia. Nenhum comentário deve ser feito se o bebê estiver chorando.

Um sopro sistólico é frequentemente audível sobre a fontanela anterior na presença de meningite. Isso geralmente desaparece em 2 a 3 dias.

Fechamento tardio (depois de 18 meses) da fontanela anterior

O fechamento tardio (depois de 18 meses) da fontanela anterior está associado a:
- Variação normal
- Hidrocefalia
- Síndrome de Down
- Hipotireoidismo
- Distúrbios ósseos
- Algumas síndromes
- Má-formação arteriovenosa

Uma cabeça que aumenta rapidamente pode ser um motivo de preocupação. Medidas seriadas do perímetro cefálico são importantes. Se uma cabeça grande é acompanhada por uma fontanela ampla e suturas afastadas, pressão intracraniana elevada é a causa provável.

5 EXAME DOS SISTEMAS

Algumas causas de aumento do crânio
Macrocefalia familiar (medir as cabeças dos pais)
Hidrocefalia
Lesão expansiva
Doenças de armazenamento
Distúrbios ósseos
Síndrome de Sotos

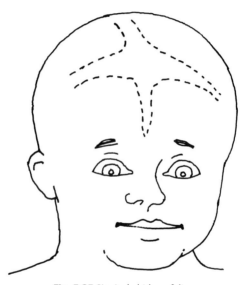

Fig. 5.25 Sinais de hidrocefalia.

O crescimento da cabeça é um reflexo do crescimento do cérebro. No entanto, exceto nos extremos, o tamanho da cabeça não está relacionado à inteligência. Quando a cabeça é pequena (*abaixo do terceiro percentil*) é microcefálica.

EXAME DOS SISTEMAS **5**

Algumas causas de microcefalia
Variação normal
Asfixia perinatal
Infecção intrauterina (TORCH)
Desordens cromossômicas
Familiar
Síndrome dismórfica
Distúrbio metabólico grave

Cabeças grandes podem, às vezes, ser tratadas; cabeças que crescem pouco, infelizmente, no geral, não podem ser ajudadas.

Avaliando rigidez cervical

Meningismo ou rigidez do pescoço é um sinal muito importante para induzir corretamente. O estudante precisa ser gentil, sempre procurar resistência ativa à flexão antes da resistência passiva, e estar ciente da resistência voluntária exibida por aquela *criança terrível*, a criança irritada. É importante afirmar desde o início que a rigidez do pescoço, a menos que seja grave e óbvia, é um sinal não confiável no recém-nascido e no lactente.

Primeiro, observe a posição de conforto da criança. A criança bem relaxada dorme em uma posição de flexão encolhida. A criança doente pode se estender. A criança com grave irritação meníngea pode adotar a posição de *opistótono* ou hiperextensão do pescoço e do tronco.

Peça à criança para acompanhar uma luz. Peça-lhe para flexionar o queixo sobre o peito. Peça-lhe para beijar o joelho. Na posição sentada, peça-lhe que olhe para o teto. Se a criança conseguir fazer tudo isso prontamente, a rigidez do pescoço provavelmente estará ausente ou, se presente, é mínima.

Depois, enquanto apoia seu occipital, flexione suavemente o pescoço, sentindo se há resistência ao movimento. No meningismo grave, a criança vai se erguer "como uma tábua". Graus menores de meningismo podem fazer com que ela estremeça ou chore com a

5 EXAME DOS SISTEMAS

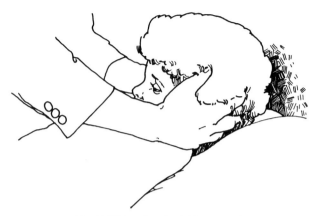

Fig. 5.26 Examinando rigidez cervical.

flexão. Observe sempre com cuidado a expressão facial ao procurar meningismo. A indução da rigidez do pescoço com a criança sentada com os joelhos estendidos é outra manobra sensível.

O arco de retração (ou extensão) do pescoço é um sinal mais confiável do meningismo do que a rigidez do pescoço em lactentes.

Sinal de Kernig (resistência ao levantamento da perna esticada)

Isso pode ser induzido em crianças e tem o mesmo significado que em adultos. O sinal de Kernig, no entanto, não é confiável com menos de 3 anos de idade. O sinal de Kernig é realizado flexionando o quadril e o joelho para um ângulo reto (Fig. 5.27a) e, em seguida, estendendo lentamente a perna (Fig. 5.27b). Um sinal positivo existe quando há dor e limitação de movimento. Ao fazer essa manobra, é útil sentir se há rigidez do tendão. A criança pode, adicionalmente, demonstrar o sinal de Brudzinski, flexionando reciprocamente o joelho contralateral, a fim de alongar a parte inferior da coluna.

EXAME DOS SISTEMAS

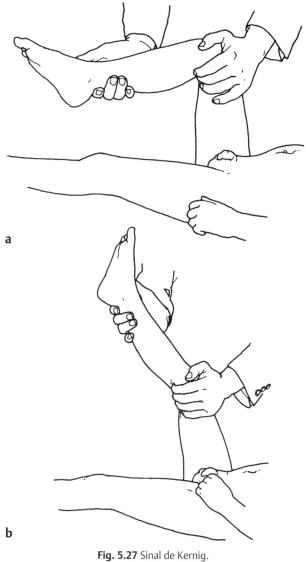

Fig. 5.27 Sinal de Kernig.

5 EXAME DOS SISTEMAS

Meningismo

O meningismo genuíno provavelmente está associado a um choro estridente. A criança pode estar sonolenta e irritada, pode recusar alimentos e pode querer ficar sozinha. O meningismo nem sempre implica meningite. Deve ser reconhecido que o meningismo pode estar associado a infecções respiratórias e outras infecções.

Algumas causas de meningismo
Meningite, encefalite
Otite média aguda
Tonsilite grave
Linfadenite cervical
Pneumonia
Abscesso retrofaríngeo

Crianças de 1 a 3 anos

Nas crianças em movimento, mais informações sobre tônus, força, coordenação e movimento são aprendidas pelo neurologista amador por meio da observação informal do que pelo exame formal. Então, para avaliar o progresso motor, você precisará observar:

- Caminhar
- Correr
- Pular
- Chutar
- Amassar
- Escalar

} Habilidades motoras grossas

- Rabiscar
- Transferir
- Pegar objetos
- Empilhar blocos

} Habilidades motoras finas

EXAME DOS SISTEMAS **5**

Você pode praticar com seus sobrinhos, sobrinhas ou crianças próximas na faixa etária de 1 ½ a 4 anos. As crianças desta idade são os artistas mais dispostos que gostam de mostrar suas proezas. Mais uma vez, os alunos não precisam se preocupar com a multiplicidade e sutileza das variações, mas sim se concentrar em conhecer os desvios normais e maiores daí decorrentes.

As habilidades alcançadas em todas essas áreas estarão relacionadas com idade cronológica e de desenvolvimento. A velocidade e a destreza com as quais as habilidades motoras são executadas podem ser muito informativas. Esteja preparado para sentar no chão e observar a *brincadeira*. Brincar é o "sonho de consumo" de todas as curiosas crianças de 1 a 3 anos e pré-escolares. Nosso colega neurologista nos informa que faz muito de seu exame neurológico no chão. Um período na ala ou na sala de jogos do hospital irá recompensar. Lá você pode perceber construtividade, concentração, conversação (as crianças geralmente falam consigo mesmas quando jogam), coordenação e curiosidade. Crianças com déficits mentais podem demonstrar falta de atenção, falta de capacidade de construção, falta de concentração, ausência de interesse em outras crianças ou arredores. Por baixo do aparente caos da sala de jogos, importantes negócios estão sendo conduzidos.

Na cama ou no berço, alguns blocos, peças de Lego ou brinquedos simples são inestimáveis. A combinação de boa anamnese materna, observação da destreza manual e interesse em brinquedos pode ajudá-lo a construir o início de um modelo neurológico.

Em todas as idades é importante observar:

- Estado de alerta (olhos brilhantes, sorriso brilhante, rosto brilhante).
- Atividade.
- Adaptação social.

Observe a *marcha* da criança, mão ou pé dominante (se determinado) e, em particular, procure a simetria do movimento.

163

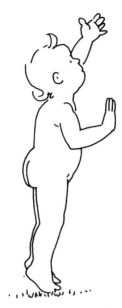

Fig. 5.28 Criança na ponta dos pés.

Crianças com hemiplegia tendem a não querer usar a mão no lado afetado. A hemiplegia pode atrasar o início da marcha; ela arrasta a perna ou manca. Todos as marchas são instáveis durante um tempo após a sua aquisição. Instabilidade persistente, quedas frequentes e deixar objetos caírem podem sugerir ataxia. A observação do brincar é imperativa na determinação da coordenação.

Vale a pena observar a marcha de qualquer criança com suspeita de distúrbio neurológico. As crianças geralmente adquirem a habilidade de caminhar independentemente entre 10 e 18 meses. A marcha inicial é instável e ampla; a confiança e a coordenação são rapidamente obtidas. A incapacidade de caminhar de forma independente aos 18 meses justifica uma explicação (familiar, obesidade, arrastar os pés?) e um exame para estabelecer a normalidade ou determinar a causa.

Certas *marchas características* são dignas de nota e, se possível, devem ser registradas em vídeo:

1. A marcha da distrofia muscular é de natureza bamboleante, os quadris são jogados de um lado para o outro.
2. Marcha atáxica – geralmente de base ampla, instável e mal coordenada.
3. Marcha hemiplégica – tendência a arrastar e circundar a perna com o pé estendido, que raspa o solo.
4. Fraqueza do membro inferior resulta no arrastar do pé e no andar esbofeteado.
5. A marcha na ponta do pé não é anormal em si mesma e foi observada em bebês prematuros.
6. As possíveis causas de uma marcha claudicante são mencionadas nas páginas 175–176. Lembre-se de que uma luxação congênita do quadril tardia ou que passou despercebida pode não ser aparente até que a criança caminhe.

Criança em idade escolar (5+ anos)

A criança em idade escolar, mais cooperativa, geralmente permitirá que você realize um exame neurológico formal completo, conforme apropriado. Isso é descrito no texto sobre métodos clínicos, por isso não vamos duplicar aqui. Sempre será necessário considerar a confiança, a cooperação e a compreensão da criança sobre o que é exigido dela. O examinador precisará ser paciente, atento e estar preparado para tentar novamente. Teste sensorial das crianças não é frequentemente necessário, mas quando executado, é necessária uma explicação clara para a criança das respostas que estão sendo buscadas (as crianças são criaturas muito gentis e podem dar falsas respostas por medo de desapontá-lo!).

Na criança em idade escolar, estes são os melhores testes de coordenação:

- Ficar parado em um pé só.
- Saltar.
- Caminhar na ponta dos pés.
- Caminhar sobre os calcanhares.

A criança com 5 anos de idade ou mais que pode saltar apresenta boa coordenação. Em nosso país, garotinhas frequentemente demonstram sua destreza dançando. Nessas circunstâncias, testes neurológicos formais, como andar em linha reta ou passar o calcanhar ao longo da perna, são estúpidos e supérfluos.

Além disso, você pode querer observar a criança escrevendo, chutando uma bola, amarrando o cadarço, batendo palmas, pegando uma bola, abotoando a camisa. Com 5 anos de idade, a mão dominante está determinada – a maioria das crianças é predominantemente destra, pé direito e olho direito.

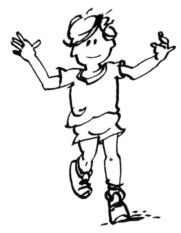

Fig. 5.29 Ficar parado em um pé só.

EXAME DOS SISTEMAS **5**

O exame neurológico não está completo sem um comentário clínico sobre:

- Visão.
- Fala.
- Audição.
- Cognição.

Termos: movimentos anormais	
Coreia	= movimentos grosseiros, involuntários e sem propósito
Atetose	= movimentos lentos, contorcidos e descoordenados
Tique	= movimentos bizarros repetidos; espasmos habituais
Tremor	= pequenos movimentos constantes
Fasciculação	= contrações aleatórias de grupos de fibras musculares
Mioclonia	= contração muscular súbita, individual e semelhante a choque

Determinando o tônus

Tônus implica resistência ao movimento passivo e sua avaliação está relacionada com a idade. No recém-nascido e no lactente, o tônus é mais bem avaliado pela tração cervical, pela suspensão ventral e supina e pelo movimento passivo das articulações dos membros. O tônus pode ser normal, reduzido (hipotônico ou "molenga") ou aumentado (hipertônico, espástico). O lactente (pós-neonatal) que "desliza" pelas mãos em suspensão supina é hipotônico. A hipotonia pode ser causada por fraqueza muscular ou perda de peso (como na desnutrição, miopatias, lesões cerebelares e neuropatias). Os punhos e as articulações do tornozelo podem ser indevidamente flexíveis e os músculos podem ficar flácidos. Tremor dos punhos e articulações do tornozelo é um índice útil de tônus em bebês.

As características da espasticidade são tônus aumentado dos músculos e reflexos tendinosos profundos exagerados. É preciso maior esforço para flexionar e estender as articulações envolvidas. A rigidez pode ser da variedade "cano de chumbo" (a mesma ao longo da amplitude de movimento), "canivete" (rígida inicialmente, mas cede) ou do "tipo engrenagem" (aos "trancos" durante todo o processo).

5 EXAME DOS SISTEMAS

Uma seleção de sinais do SNC

1. *Som de pote rachado é o som oco*, semelhante a um estalido que se obtém ao percussionar o crânio na presença de pressão intracraniana elevada e fontanelas fechadas. A orelha do examinador é aplicada diretamente na cabeça e o crânio é percutido com um dedo. Em crianças mais velhas com lesões expansivas e afastamento de suturas, um "som oco" pode ser obtido. O som é bem diferente da nota sólida do crânio saudável. A técnica de transiluminação craniana tem sido considerada supérflua com o advento da ultrassonografia craniana.

2. *Sinal de sol poente* é relatado quando a esclera é visível acima da íris. É encontrado na hidrocefalia com pressão intracraniana elevada. Também é visto em bebês normais com "olhos esbugalhados".

3. *Inclinação da cabeça* é um sinal interessante e importante. Pode ser evidência de torcicolo e é vista em crianças com estrabismo e ptose. Raramente foi descrita como um sinal precoce de um tumor occipital.

4. *Reflexo de olho de boneca* é aquele onde os olhos se movem na direção oposta à da cabeça.

Paralisia cerebral

Definição: um distúrbio de movimento e postura que se apresenta na infância e é caracterizado por um dos seguintes sinais ou uma associação dos mesmos: hipotonia, espasticidade, ataxia, movimentos involuntários,

Os tipos comuns de paralisia cerebral são:

- Hemiplegia.
- Quadriplegia – espástica.
- Diplegia.
- Ataxia.
- Discinesia – coreoatetose, distonia.

Hemiplegia (o tipo mais comum)

O membro superior está mais envolvido do que o membro inferior. Há acentuada adução do polegar, punho e aumento do tônus pronador. Contraturas podem ocorrer e o crescimento dos membros pode ser retardado.

Quadriplegia

Nesta situação, todos os quatro membros estão envolvidos, particularmente os superiores. O sinal predominante é a hipertonia, demonstrável nos punhos e cotovelos, e também nos tornozelos, joelhos e quadris.

Diplegia

Os membros inferiores estão mais gravemente envolvidos com uma distribuição simétrica. A apresentação clínica coincide com o desenvolvimento de extensão no tronco inferior e nos quadris. Normalmente, o bebê arrasta-se pelo chão com os braços flexionados e as pernas estendidas. A espasticidade extensora nos quadris e nos joelhos resulta nos sinais clássicos de extensão e posição em tesoura dos membros inferiores.

Deformidades ortopédicas podem resultar do tônus alterado, incluindo:

- Cifose da coluna torácica.
- Lordose da coluna lombar.
- Luxação dos quadris.
- Equinovaro ou equinovalgo.

Ataxia

- Diplegia (conforme descrito acima).
- Envolvimento do cerebelo.
- Hipotonia inicial.

5 EXAME DOS SISTEMAS

- Tremor de intenção.
- Marcha ebriosa.

Discinesia

Isso implica movimentos irregulares e involuntários de alguns ou de todos os grupos musculares. Esses movimentos podem ser contínuos ou estarem presentes apenas quando o membro é movido deliberadamente. Os sinais de discinesia incluem hipotonia, movimentos lentos e sem propósito, envolvimento das partes distais dos membros e movimentos voluntários acentuados.

Deficiências associadas à paralisia cerebral

- Deficiência mental (QI < 70) em 75%.
- Visual – estrabismo, erros de refração.
- Audição – surdez parcial.
- Fala – distúrbios sensoriais, da percepção e do desenvolvimento da linguagem.
- Epilepsia.
- Problemas emocionais.

O objetivo do exame físico e neurológico é determinar:

- O tipo de paralisia cerebral.
- A gravidade e distribuição do problema.
- A natureza e extensão da deficiência mental e física associada.

SISTEMA MUSCULOESQUELÉTICO

Nesta seção, reunimos arbitrariamente os membros, músculos, ossos e articulações, com algumas palavras sobre malformações congênitas. Muito material pediátrico interessante pode ser encontrado na enfermaria da ala de ortopedia. Nos propomos a destacar alguns pontos de forma cronológica – recém-nascido, crianças de 1 a 3 anos e criança em idade escolar.

EXAME DOS SISTEMAS **5**

Um exame completo é feito da cabeça aos pés. A maioria dos estudantes é minuciosa em seu questionamento sistemático e exame de sistemas. No entanto, o olho destreinado pode facilmente deixar passar pequenas coisas, que podem ser relevantes – polidactilia, por exemplo, ou sindactilia parcial do 2º ao 3º dedo (um achado comum) ou clinodactilia do 5º dedo. Vimos crianças em idade escolar com síndrome de Poland (ausência do músculo peitoral maior e/ou mamilo) cujos pais não perceberam essa deformidade aparentemente óbvia. A escoliose passa facilmente despercebida em qualquer idade, a menos que se procure especificamente por ela.

Observe o lactente ou criança em sua posição preferida. Observe como ele se movimenta. Ele rasteja, engatinha ou arrasta o bumbum? Observe a marcha. Ele pode correr? Observe coordenação, habilidade e simetria de movimento. Ele pode saltar em um pé (um bom teste de coordenação e força muscular)? Ele pode pular? Como ele se levanta da posição sentada? Ele claudica, ginga ou apresenta outra marcha anormal? Os membros são simétricos e de igual comprimento? Os pais frequentemente buscarão orientação médica sobre variações posturais normais – Rotação interna do pé (em decorrência do metatarso em adução), pernas arqueadas (joelho varo) e lordose lombar (produzindo um abdome protuberante).

Andar na ponta dos pés pode ser normal e é uma característica dos bebês prematuros. Além disso, pode ser um sinal precoce de diplegia espástica, por causa de uma contração do tendão de Aquiles.

Termos: tipos de anormalidade	
Má-formação	= defeito estrutural de um órgão ou área
Deformação	= forma ou posição anormal de uma região em razão da compressão
Ruptura	= quebra do processo normal de desenvolvimento

171

5 EXAME DOS SISTEMAS

Algumas regras simples quando se lida com a criança com dor, claudicante, ortopédica ou artrítica estão listadas abaixo.

Regras ortopédicas
Acima de tudo, não machuque a criança
Movimentos ativos sempre antes de passivos
Nunca force uma articulação – especialmente na suspeita de luxação congênita do quadril
Em caso de dúvida, não faça!

Termos: ortopedia	
Tálipe equinovaro	= pé torto
Genu varo	= pernas arqueadas
Genu valgo	= joelhos para dentro
Genu recurvado	= joelhos hiperestendido para trás
Giba	= cifose acentuada

O recém-nascido

Nesta idade, o maior interesse é na detecção de anomalia congênita. Existem 10 dedos nas mãos e nos pés? Membranas? Os membros são simétricos? Alguma deformidade posicional? Deformidades posicionais leves dos pés, como, por exemplo, varo (virado para dentro) ou valgo (virado para fora), são comuns. Manipulação suave restaurará o pé para sua posição correta.

As deformidades fixas, como pé torto (tálipe equinovaro), são frequentemente associadas à espinha bífida e não corrigem com manipulação.

Displasia do desenvolvimento do quadril (ver Exame do recém-nascido, Capítulo 4)

É importante aprender a técnica correta do exame do quadril – o "Baby Hippy" pode ajudar nesse sentido. É importante lembrar que, se a displasia do desenvolvimento do quadril (DDQ) não for detectada no período neonatal, isso pode não ser evidente até a criança caminhar, estágio em que a correção curativa é difícil. O exame do quadril é gratificante na primeira semana, menos gratificante com 6 semanas e não gratificante aos 6 meses. Após o período neonatal, o principal sinal de DDQ é a abdução limitada do quadril.

Termos: dedos das mãos e dos pés	
Sindactilia	= fusão dos dedos
Clinodactilia	= dedo encurvado
Camptodactilia	= dedo flexionado
Polidactilia	= dedos extras
Aracnodactilia	= dedos longos e finos

Deformidades dos Membros

Defeitos de redução dos membros (do tipo observado após a ingestão da talidomida na gravidez) são raros e não serão considerados em detalhes. A medição adequada do comprimento do membro será valiosa em suspeita de assimetria. A medida precisa do membro inferior é da espinha ilíaca anterior até o aspecto inferior do maléolo medial. A hemi-hipertrofia tem associações importantes com, por exemplo, aniridia (ausência da íris) e nefroblastoma.

Termos: deformidades dos membros	
Amelia	= ausência de membro
Hemimelia	= ausência de metade distal do membro
Focomelia	= mão ou pé conectado diretamente ao tronco
Artrogripose	= articulações curvas
Osteogênese imperfeita	= doença dos ossos frágeis (fragilidade óssea)

5 EXAME DOS SISTEMAS

Defeitos do tubo neural são bastante comuns, particularmente em raças celtas, para justificar menção. Os defeitos geralmente são evidentes na inspeção, e as deficiências e deformidades associadas dependerão do local e do tamanho da lesão. O comprimento e a largura da lesão devem ser medidos. Os diferentes tipos de defeitos do tubo neural são encefalocele, mielomeningocele, meningocele e espinha bífida oculta ou disrafismo. Nos tipos espinhal menor e inferior da espinha bífida, os sinais clínicos podem ser sutis – tufo cabeludo cobrindo a coluna, nódulo "lipomatoso" ou fraqueza leve dos membros inferiores. Existe uma forte associação entre defeito do tubo neural e hidrocefalia.

A espinha bífida oculta descreve uma fusão incompleta dos arcos vertebrais nas radiografias.

Termos: defeitos do tubo neural	
Espinha bífida	= falha na fusão dos arcos vertebrais (sinônimo = raquisquise)
Meningocele	= arcos vertebrais abertos com saco sobrejacente contendo líquido cefalorraquidiano
Mielomeningocele	= arcos vertebrais não fundidos com tecido neural exposto
Hidranencefalia	= ausência quase completa de hemisférios cerebrais
Anencefalia	= ausência congênita de abóbada craniana
Encefalocele	= herniação do cérebro por defeito craniano congênito

O pescoço

Uma aparência de pescoço curto é comum no recém-nascido. O movimento normal do pescoço pode ser demonstrado girando a cabeça do bebê 90° de cada lado.

Um nódulo fibroso no meio do músculo esternomastoideo (tumor esternomastoideo) é um achado ocasional no recém-nascido. Geralmente desaparece espontaneamente.

A glândula tireoide geralmente não é visível nem palpável no recém-nascido. Um bócio óbvio sugere alguma forma de

EXAME DOS SISTEMAS **5**

hipotireoidismo (secundário a deficiência de enzima tireoidiana) ou hipertireoidismo transitório.

Os cistos tireoglossos são lesões raras na linha média que mudam de posição com o movimento da língua.

Criança de 1 a 3 anos e criança em idade pré-escolar

A criança normal frequentemente tem uma marcha levemente arqueada. Isso pode se converter em uma postura de joelho curvado para dentro na idade pré-escolar. Não deve causar preocupação a menos que seja extremo. A maioria das crianças pequenas tem pés planos. Rotação interna do pé é um achado frequente em decorrência, geralmente, do metatarso varo ou da torção da tíbia.

Claudicar

Claudicação é um problema clínico frequente em crianças pequenas e necessitará de exame cuidadoso da coluna, quadril, joelhos e pés.

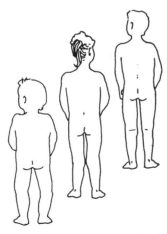

Fig. 5.30 Variações normais dos membros inferiores.

5 EXAME DOS SISTEMAS

A abordagem da criança que claudica será baseada em (a) anamnese, (b) idade e (c) exame clínico. A cronologia dos distúrbios do quadril em crianças foi bem descrita. A inspeção da posição da criança, da marcha e do membro inferior será imperativa. Logo após será realizado o exame do quadril, joelho e articulação do tornozelo para avaliar a amplitude de movimento. Uma busca cuidadosa por calor local ou sensibilidade dolorosa, por corpo estranho e erupções cutâneas ou nódulos será necessária. Entre as múltiplas causas de claudicação aguda em uma criança, pode-se incluir o seguinte:

- Quadril irritável.
- Sinovite transitória.
- Artrite piogênica.
- Osteomielite.
- Discite.
- Osteocondrite.
- Ferida perfurante, verruga, corpo estranho no pé.
- Fratura espiralada da tíbia ou fíbula.
- Artrite reumatoide.

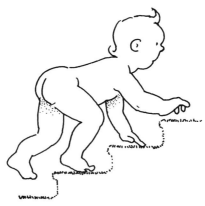

Fig. 5.31 Criança subindo escadas.

EXAME DOS SISTEMAS **5**

- Tumor ósseo.
- Trauma.
- Doença de Perthes.
- Epífise femoral deslocada.
- Púrpura anafilactoide.
- Leucemia linfática.
- Distúrbio de coagulação.
- Hérnia inguinal.
- Torção testicular.

Sistema musculoesquelético

O termo ortopedia significa literalmente "criança reta". O termo pediatria significa "médico infantil". Certa vez, ouvimos uma palestra esclarecedora intitulada "Pediatria como medicina ortopédica", que combinava sabiamente as palavras e os conceitos. As crianças são levadas aos médicos para que suas más-formações sejam corrigidas (se possível), seus ossos quebrados sejam fixados (frequentemente) e suas dores aliviadas. Acidentes e ferimentos são, agora, a razão mais comum para a consulta e internação de crianças nos hospitais. Como resultado, o departamento de ortopedia pode ser o mais movimentado do hospital. Acreditamos firmemente que, como está implícito no título da palestra acima, os cirurgiões ortopédicos e os médicos pediatras devem trabalhar juntos.

Nem precisa dizer que o exame dos músculos e nervos são exercícios inter-relacionados. Da mesma forma, o exame dos músculos e articulações deve ser integrado. As subdivisões entre os capítulos sobre nervos, músculos e articulações são, de certa forma, artificiais e arbitrárias, e devem ser mais bem vistas como algo contínuo. Nenhum músculo ou articulação é uma ilha em si e as lesões são, muitas vezes, múltiplas em vez de isoladas.

5 EXAME DOS SISTEMAS

Músculos

Distúrbios musculares na infância podem refletir doenças neurológicas ou doença muscular intrínseca, mais provavelmente a primeira. As pistas precoces para o distúrbio neuromuscular incluem redução da atividade intrauterina, desconforto respiratório pós-natal, flacidez, sucção e deglutição inadequadas e atrasos nos marcos do desenvolvimento. Mais tarde, uma criança afetada pode andar devagar, ter a coordenação ruim e ser desajeitada, cansar-se facilmente (desejar ser carregada para qualquer lugar) ou cair com frequência.

O exame dos músculos inclui inspeção, palpação, teste da força muscular e exclusão do distúrbio neurológico.

Inspeção muscular. Aqui, a primeira preocupação é com tamanho e simetria. A ausência ou hipoplasia de um grupo muscular é reconhecida em certas síndromes – o ângulo da boca na cardiopatia congênita, o peitoral maior na síndrome de Poland e os músculos abdominais na síndrome de Prune Belly

Doença articular unilateral (p. ex., do joelho) pode resultar em perda muscular unilateral (do quadríceps). Vale a pena notar o grau de perda de massa muscular que pode acompanhar a imobilização gessada prolongada do membro fraturado de uma criança. A hipertrofia dos grupos musculares pode indicar o uso físico (os nadadores têm fortes músculos dos ombros). Algumas crianças com certas desordens ósseas de membros curtos parecem incrivelmente musculosas. As pernas das crianças com hipocondroplasia ou acondroplasia podem parecer "musculosas". Os músculos da panturrilha podem parecer grandes, mas são elásticos, na distrofia muscular de Duchenne.

Palpação dos músculos. A sensibilidade muscular é indicativa de miosite. Miosite viral aguda com recusa de andar, sensibilidade dolorosa dos músculos da panturrilha e pouco desconforto constitucional é uma entidade clínica reconhecida. Geralmente é vista em crianças entre 5-10 anos. Infecções por vírus *influenza* e vírus *coxsackie* podem causar mialgia (dor muscular) em crianças, mas geralmente não miosite. A dor e a sensibilidade muscular são características bem reconhecidas da polineurite ascendente (síndrome de Guillain-Barré) em crianças. A sensibilidade muscular é vista na dermatomiosite, uma condição infantil rara. Sentimos apenas uma vez a massa vermiforme da *larva migrans* visceral, mas suspeitamos que ela seja mais comum em países em desenvolvimento. Tumores musculares (como miossarcoma) ou tumores ósseos (como osteossarcoma ou condrossarcoma) são raros na infância, mas podem se apresentar como massas, aparentemente nos grupos musculares ou aderidas a eles.

Força muscular. Isso pode ser difícil de determinar em crianças em idade pré-escolar, mas deve ser facilmente avaliada em crianças em idade escolar. Não se espera que os alunos conheçam a força relativa de vários grupos musculares em diferentes idades. Um método arbitrário de graduação de força é mostrado na Tabela 5.12.

Verdade seja dita, a maioria de nós, mortais e pediatras comuns, precisa da ajuda de um fisioterapeuta ou neurologista para avaliar e medir com precisão a força de grupos musculares.

Alguns testes simples podem ser úteis e ilustrativos. Pense em si mesmo – que movimentos você faria se solicitassem testar a força de seus músculos da panturrilha (ficar na ponta do pé?), bíceps (levantar um litro de cerveja?) ou músculos abdominais

Tabela 5.12 Um método arbitrário para medir força		
Grau	Avaliação grosseira	Grau de fraqueza
0	Nenhum	Sem movimento
1	Mínimo	Tremulação
2	Ruim	Movimento apenas a favor da gravidade
3	Regular	Movimento contra a gravidade
4	Bom	Fraqueza leve
5	Normal	Normal

5 EXAME DOS SISTEMAS

(fazer abdominais?). Agora, aplique seu bom senso para crianças pequenas.

- Levantar a criança sob os braços – testa os músculos proximais dos membros superiores.
- Segurar a criança pela ponta dos dedos – testa os músculos distais do braço.
- Pedir à criança para subir degraus – testa os músculos proximais e distais dos membros inferiores.
- Pedir à criança que se levante da posição sentada. Testa os músculos da panturrilha. O sinal de Gower (onde a criança "escala" suas pernas) é um sinal clássico da distrofia muscular, mas é visto em outras formas de fraqueza muscular.
- Pedir à criança para apertar seus dois dedos – "me machuque se puder". Elas geralmente gostam disso. Testa a força de preensão.
- Pedir à criança para puxar seu cabelo (apenas com os dedos) – elas realmente gostam disso! Testa os músculos da mão.

Nós poderíamos continuar, mas confiamos que você entendeu a mensagem. Faça brincadeiras, entre em lutas simuladas, teste sua força contra a delas, seja encorajador e positivo:

"Vamos ver o quão forte você é".

"Vamos! Você pode fazer melhor do que isso."

A maioria dos meninos gosta desses exercícios e as meninas modernas não ficam para trás.

A criança em idade escolar

Nesta seção, propomos mencionar seletivamente (a) exame articular, (b) artrite e (c) exame de escoliose.

O exame sistemático de músculos, articulações e ossos na criança em idade escolar é o mesmo do adulto. A dor nos membros ou nas articulações é um sintoma comum para o qual se busca explicação. O termo "artralgia" significa dor nas articulações. É importante verificar com os pais de uma criança com dor nos membros, sua periodicidade, eventos precipitantes e de alívio e, o mais importante, se notaram algum edema ou hiperemia na parte afetada.

Todos os alunos devem ser capazes de examinar todas as articulações, mas particularmente (a) mãos, (b) quadril e (c) joelhos, sendo estas as articulações mais comumente envolvidas no processo de artrite.

Exame articular

A artrite, ou inflamação das articulações, é um fenômeno comum em pediatria. Pode ocorrer na rubéola (afetando principalmente os joelhos), na mononucleose infecciosa, na síndrome de Henoch-Schönlein (afetando as grandes articulações), fugazmente na febre reumática (que "lambe as articulações e morde o coração"), nas desordens vasculares do colágeno como lúpus eritematoso sistêmico e nas várias artrites crônicas da infância. A artrite manifesta-se pela presença dos sinais clássicos de inflamação:

- Rubor (vermelhidão).
- Calor.
- Dor.
- Tumor (edema).
- Perda da função.

As articulações também podem estar envolvidas em processos infecciosos. A artrite séptica pode envolver quadris ou joelhos. Artrite tuberculosa comumente envolve quadris e coluna, mas não é mais comum no mundo ocidental. A meningococemia pode estar acompanhada de infecção articular.

As articulações podem ser lesadas ou ter sua função comprometida por má-formação congênita, como na artrogripose múltipla ou displasia acetabular, que se acredita ser uma associação comum com quadris luxados.

Dor é a principal queixa na artrite. As crianças são levadas aos médicos para (a) alívio da dor, (b) supressão de inflamação ou infecção, (c) manutenção da posição e função articular e (d) prevenção

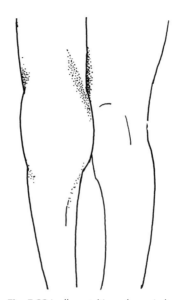

Fig. 5.32 Joelho artrítico edemaciado.

de deformidade. O principal objetivo do exame articular é obter um diagnóstico anatômico, patológico e funcional que leve a um tratamento adequado. Em termos simples, quer-se saber quais são as articulações afetadas, o quanto e por que motivo.

Por fim, artralgia e artrite podem ocorrer devido a trauma, distúrbios hematológicos (deficiência de fator 8 ou 9) ou a uma das muitas osteocondrites eponímicas, como a doença de Osgood-Schlatter. Em pequenos bebês pré-vocais e crianças pequenas, a dor nas articulações pode se manifestar pela falta de vontade de mover um membro ou por chorar ao ser banhado ou trocado. Uma mãe disse recentemente sobre seu filho com a doença de Still: "Eu simplesmente não pude tocá-lo, pois ele chorou".

O exame correto de qualquer articulação depende de:

- Inspeção e descrição precisa das observações.
- Palpação para avaliar calor, dor, edema e crepitação.
- Avaliação da amplitude de movimento.

As regras básicas do exame são olhar primeiro, palpar suavemente sem machucar e sempre fazer movimentos ativos antes dos movimentos passivos. A marcha deve ser rotineiramente observada. As "dores de crescimento" são um equívoco – o crescimento físico não é doloroso, mas "o crescimento psicológico pode doer muito".

A inspeção articular envolve procurar a presença de edema nas articulações, perda de pontos de referência ósseos e de contornos comuns das articulações e perda muscular associada. O edema das articulações pode ser por causa de espessamento sinovial ou derrame articular, ou ambos. Nas articulações do joelho, punho e interfalângicas, o edema pode ser evidente. A erupção purpúrica da síndrome de Henoch-Schönlein pode acompanhar artrite evidente do tornozelo e joelho, simplificando o diagnóstico. Articulações interfalângicas inchadas produzem uma deformidade dos dedos. O edema da articulação do punho pode resultar em uma deformidade em "garfo". Edema nas articulações do ombro e do quadril geralmente não é visível.

A *palpação articular* constitui uma busca por calor nas articulações usando a palma ou o dorso da mão de acordo com a preferência. É preciso comparar o calor das articulações com o par e com as estruturas circundantes. O calor articular evidente sugere fortemente uma artrite inflamatória. A sensibilidade articular pode ser avaliada pressionando suavemente, comprimindo ou apertando a articulação. O edema das articulações em decorrência do espessamento sinovial pode ser mais bem avaliado no punho, onde a sinóvia espessa pode ser palpável. O derrame articular é mais fácil de detectar na articulação do joelho. Com uma pequena quantidade de fluido no joelho, o sinal de protuberância pode mobilizar o fluido entre várias bolsas. Uma grande quantidade de líquido na articulação do joelho é indicada por uma percussão patelar positiva.

5 EXAME DOS SISTEMAS

Movimento articular. O teste do movimento articular requer o conhecimento da amplitude normal de movimento de uma determinada grande articulação – cerca de 180° no punho e 140° no joelho, por exemplo. Está além do âmbito deste texto listar os intervalos de movimento de flexão, extensão, rotação ou abdução de várias articulações em diferentes idades. Uma criança pode colocar o dedo do pé na boca; a maioria dos adultos só pode conseguir isso com treinamento ou tortura. Você deve conhecer as variações normais no tornozelo, joelho, quadril, pulso, cotovelos, ombros e articulações do pescoço (Tabela 5.13).

Por fim, um aviso. Sempre execute movimentos ativos antes dos movimentos passivos. Fazer o contrário pode machucar a criança. Se você machucar uma criança durante o exame, e ela chorar – fim do exame, criança chateada, mãe furiosa, estudante fracassado?

O termo "artrite idiopática juvenil" (AIJ) é agora usado para descrever as várias artrites crônicas da infância. Sir Frederick Still elegantemente descreveu um conjunto de condições, enfatizando a natureza sistêmica da condição na criança jovem envolvendo pele, glândulas, baço, fígado e medula óssea, bem como as articulações.

Tabela 5.13 Amplitude normal de movimento em várias articulações		
Articulação	Movimento	Amplitude normal
Pulso	Flexão	90°
	Extensão	90°
Cotovelo	Flexão	0-15°
	Extensão	0-15°
Joelhos	Flexão	30°
	Hiperextensão	0-5°
Tornozelo	Dorsiflexão	30°
	Flexão plantar	30°

Classificação de artrite idiopática juvenil

Definição de AIJ: artrite presente por 6 ou mais semanas para as quais nenhuma outra causa pode ser encontrada.

Subtipos

1. AIJ de início oligoarticular: menos de cinco articulações envolvidas durante os primeiros 6 meses de doença.
   Persistente: quatro ou menos articulações totais envolvidas durante a duração do acompanhamento.
   Estendida: mais de quatro articulações envolvidas durante a duração do acompanhamento.
2. AIJ de início poliarticular: cinco ou mais articulações envolvidas durante os primeiros 6 meses da doença, geralmente envolvendo pequenas articulações em uma distribuição simétrica.

   Fator reumatoide negativo/positivo.

3. AIJ de início sistêmico (anteriormente conhecida como doença de Still): artrite crônica associada a características sistêmicas, incluindo febres de pico elevado, erupção eritematosa episódica transitória, linfadenopatia e hepatoesplenomegalia.
4. Artrite psoriática: artrite crônica geralmente com envolvimento assimétrico de pequenas e grandes articulações, e o desenvolvimento de psoríase ou outra evidência de diátese psoriática (história familiar, fossas nas unhas).
5. Artrite relacionada com a entesite: anteriormente conhecida como espondiloartropatia juvenil. Artrite crônica associada à entesite (inflamação na inserção de tendões, ligamentos ou fáscia ao osso) ou com menor envolvimento esquelético axial. Uma artropatia relacionada com o HLA-B27. Uma proporção significativa de pacientes desenvolverá sacroileíte quando adultos, mas o envolvimento das costas e das articulações sacroilíacas é incomum durante a infância.
6. Não classificado: qualquer forma de artrite crônica idiopática que não se enquadra nas categorias acima.

5 EXAME DOS SISTEMAS

Termos: palavras dolorosas	
Mialgia	= dor muscular
Artralgia	= dor articular
Neuralgia	= dor no nervo
Proctalgia	= dor retal
Enxaqueca	= cefaleia unilateral (hemicrania = meia cabeça)

Escoliose

O exame de rotina, particularmente em meninas adolescentes, deve incluir inspeção para escoliose. A escoliose é procurada por:

1. Inspeção por trás na postura ereta. Um ombro pode estar elevado e a coluna lombar ou torácica pode aparentemente estar curva. É comum descrever a curvatura com base em sua convexidade (para a direita ou para a esquerda).
2. Pedir que a criança toque nos dedos dos pés. O examinador deve estar sentado atrás da criança com os olhos na horizontal para as costas dobradas. Uma escoliose fixa será evidenciada por uma corcunda. Uma escoliose postural irá corrigir na flexão.

Idades do quadril	
Nascimento:	DCC/DDQ
1-3 anos:	sinovite transitória
5 anos:	doença de perthes
10 anos:	epífise deslocada
Qualquer idade:	artrite inflamatória

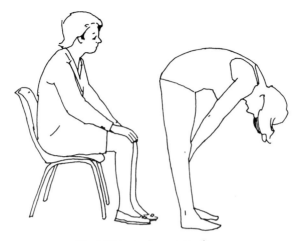

Fig. 5.33 Inspeção para escoliose.

OS OLHOS

Os olhos são a janela da alma.

Os olhos podem dizer muito sobre todos nós. Quando se dedica à arte da fisiognomia (tentar avaliar o caráter a partir das características faciais), primeiro, olha-se para os olhos. O mesmo se faz com crianças. Os olhos sem brilho e encovados na desidratação; os olhos tristes e deprimidos da desnutrição marasmática; a esclera amarela da icterícia; a íris rosa do albinismo; os olhos brilhantes de alegria e boa saúde.

O exame oftalmológico deve incluir:

- Inspeção geral do olho, pupila, íris, esclera.
- Avaliação do movimento ocular, com observação sobre simetria ou ausência dela.
- Pupila, acomodação e reflexos corneanos, conforme apropriado.
- Reflexo vermelho.

5 EXAME DOS SISTEMAS

- Fundoscopia da retina (com o oftalmoscópio).
- Avaliação da acuidade visual.

Oftalmoscopia

A boa oftalmoscopia é parte integrante do exame de qualquer criança, independentemente da idade. No recém-nascido, assistência é necessária para manter a cabeça corretamente na linha média. As pálpebras podem ser delicadamente separadas. Obtenha o reflexo vermelho em ambos os olhos a uma distância de 20 cm. Inspecione a córnea para transparência, procure qualquer opacidade do cristalino e examine o fundo de olho para detectar hemorragias, retinopatia e aparência do disco óptico.

A fundoscopia pode ser muito difícil em crianças pequenas e em idade pré-escolar. Mantenha o bebê ou criança em sua posição de conforto – deitado, sentado no colo da mãe ou sentado sozinho. Escureça a sala, se necessário. Mantenha a intensidade da luz do oftalmoscópio baixa. Não use midriático (sem permissão). Tente fazer com que a criança olhe para um objeto atraente, que a distraia. Não force os olhos abertos – isso geralmente resulta em resistência e rejeição. Seja paciente, aproximando-se lentamente de longe. A paciência e a perseverança podem ser recompensadas pelo reconhecimento de uma retinopatia identificável (p. ex., rubéola, citomegalovírus ou retinopatia por toxoplasma em uma criança cujas deficiências foram previamente consideradas inexplicáveis).

Outros achados raros incluem: retinopatia da prematuridade (fibroplasia retrolental), retinopatia hipertensiva, tuberculoma coroidal, *Toxocara* (*larva migrans* ocular). O papiledema é raro na presença de fontanelas e suturas abertas.

Achados da fundoscopia

- Retinopatia da rubéola = aparência de "sal e pimenta" na retina (raro)

- Toxoplasmose = uma ou várias cicatrizes pigmentadas ou atróficas (raro)
- Mancha vermelho-cereja = vista em uma variedade de doenças hereditárias raras (raro)

Em bebês e crianças, sempre pergunte primeiro à mãe: "Seu filho enxerga bem?" Se ela responder "sim", peça a ela que lhe informe suas razões. Ela geralmente está certa. Se ela acha que seu filho enxerga mal, procure o motivo. O ônus recai sobre o médico para determinar se ela está certa ou errada.

Achados oculares ocasionais sem consequência

1. O pseudoestrabismo é a falsa aparência de estrabismo por causa da ponte nasal larga ou pregas epicânticas proeminentes.
2. *Escleras azuis* geralmente são normais na infância. Esclera surpreendentemente azul é vista na osteogênese imperfeita, em distúrbios hereditários do tecido conjuntivo e, ocasionalmente, na deficiência de ferro.
3. *Piscar* costuma ser uma forma de espasmo habitual ou tique em crianças em idade escolar, e é melhor ignorar.
4. *Reflexo luminoso* é útil em todas as idades. A luz a partir de uma fonte distante (janela, uma lâmpada ou uma tocha) deve cair simetricamente nas pupilas ou na íris em todas as amplitudes de movimento.

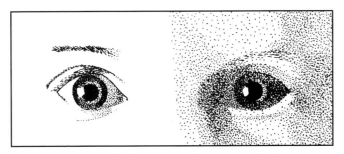

Fig. 5.34 Reflexo luminoso é útil em todas as idades.

5 EXAME DOS SISTEMAS

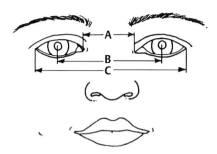

Fig. 5.35 Pontos de referência oculares: A = distância cantal interna; B = distância interpupilar; C = distância cantal externa.

Valores normais para pontos de referência oculares (Fig. 5.35) podem ser encontrados em textos especializados. O hipertelorismo existe quando os olhos estão amplamente separados.

O termo "inclinação mongoloide" é usado quando os olhos se inclinam para cima e para fora. Por outro lado, "inclinação anti-mongoloide" é para baixo e para fora.

Oftalmologia observacional

Nós enfatizamos ao longo deste texto as recompensas da observação cuidadosa. Uma boa olhada nos olhos vale a pena.

1. *Catarata* pode ser vista. A catarata está associada à rubéola e à galactosemia congênita.
2. *Turvação da córnea* pode ser aparente. Isso é sugestivo de mucopolissacaridose.
3. *Nistagmo* pode ser observado.
4. Movimentos oculares aleatórios e sem propósito, com pouca fixação visual, são típicos da criança com deficiência visual.
5. *Ptose* da pálpebra pode ser evidente.

6. Homens com a síndrome do X frágil têm olhos penetrantes frios (geralmente azuis).
7. A "vigilância congelada" da criança agredida ou abusada pode ser observada. Seu olhar é calculado e parece ver através de você.
8. Leucocoria: ausência do reflexo vermelho. Pode indicar retinoblstoma, catarata ou retinopatia da prematuridade.

Termos: olhos	
Ambliopia	= olho "preguiçoso"; perda parcial da visão
Aniridia	= ausência congênita da íris
Anoftalmia	= ausência congênita do olho (órbita)
Afacia	= ausência congênita do cristalino

Alguns pontos simples para lembrar sobre o exame oftalmológico são:

- As crianças não gostam de ter os olhos abertos.
- A acomodação é forte em crianças em idade pré-escolar.

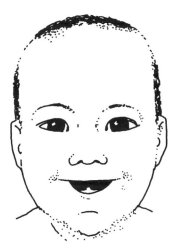

Fig. 5.36 Um sorriso responsivo.

5 EXAME DOS SISTEMAS

- A assimetria pupilar é um achado normal ocasional.
- É importante estabelecer simetria de movimento, cor e reação.

Exame oftalmológico em diferentes idades

Recém-nascido

Neonatos não gostam de luz forte; no entanto, voltá-los para a luz é um teste clínico útil durante o primeiro mês. A fixação transitória pode ser induzida trazendo um objeto vermelho (bola) para o campo visual a uma distância de cerca de 30-50 cm.

Os olhos do recém-nascido são mais bem examinados com o bebê em pé e, se necessário, mamando. Eles geralmente abrem nesta posição. Com paciência e um bebê cooperativo, você pode ver os olhos do bebê "travados" na mãe.

Ao nascimento, o exame é principalmente para excluir anormalidades graves, evidência de possível trauma e infecção congênita ou adquirida. O movimento dos olhos nesta fase é estabelecido por meio do uso do reflexo oculovestibular, onde girar o bebê de um lado para o outro, para trás e para frente, para cima e para baixo, provocará movimentos oculares em todas as direções.

Movimentos desordenados podem estar presentes na primeira ou segunda semana, mas geralmente desaparecem em quatro semanas. O tamanho do olho deve ser verificado para excluir olhos muito grandes (glaucoma) ou muito pequenos (microftalmia). A córnea deve estar perfeitamente transparente, 1 ou 2 dias após o nascimento. As pupilas devem ser simétricas e reativas. Sempre desconfie de olhos de cor diferente nesta fase.

A avaliação do alinhamento ocular é mais bem realizada com um oftalmoscópio a uma distância de aproximadamente 0,5 m. A essa distância, o examinador pode observar as duas pupilas simultaneamente e comparar a cor e o brilho do reflexo vermelho. Se ocorrer assimetria do reflexo vermelho, a possibilidade de estrabismo ou opacidade no olho deve ser considerada. A fundoscopia nesta fase mostra hemorragias ocasionais, particularmente em torno do disco e do polo posterior. Se as hemorragias forem extensas, deve-se

EXAME DOS SISTEMAS **5**

solicitar avaliação do oftalmologista. Às vezes, nos primeiros dias, o edema das pálpebras dificulta a abertura ocular necessária para um exame adequado; neste caso, colocar o bebê em decúbito ventral facilitará a abertura do olho.

6-8 semanas

A criança está alerta para objetos em movimento, embora a convergência e o acompanhamento sejam sacádicos. Um examinador pode prontamente prender a atenção do bebê a uma distância de cerca de 30 cm e um sorriso gratificante "com significado" é obtido. Com 12 semanas, os movimentos da cabeça e dos olhos podem ser demonstrados em 180°. Nesta idade, as glândulas lacrimais mostrarão a resposta à emoção.

16 a 20 semanas

O interesse nas mãos se desenvolve e um bloco de 2,5 cm (1 polegada) causará fixação imediata a uma distância de 1 m. A preferência de cor se desenvolve de 20-28 semanas e a coordenação entre mãos e olhos (apreensão palmar) pode ser facilmente obtida usando blocos ou papel. A acuidade visual continua a melhorar dramaticamente de 9-12 meses e objetos muito pequenos podem ser vistos e apreendidos usando o dedo indicador e o polegar. Há um movimento visual suave nos planos horizontal e vertical. Com 1 ano o diâmetro transversal da córnea é de tamanho adulto (12 mm). A convergência está bem estabelecida aos 18 meses. Aos 4 anos de idade, a acuidade visual é de quase 20/20.

O exame dos olhos deve ser realizado em todos os pacientes, independentemente da idade. A habilidade no uso adequado do oftalmoscópio deve ser adquirida no início do treinamento clínico. A avaliação deve ocorrer no período neonatal, quando criança (2 a 3 anos) e novamente aos 5 anos (pré-escolar). Posteriormente, a avaliação deve ser realizada a cada 2 a 3 anos até o final da adolescência.

5 EXAME DOS SISTEMAS

Estrabismo

Os pais muitas vezes informam que seu filho tem estrabismo. Estrabismo pode ser mais evidente quando a criança está cansada. Parentes ou amigos podem avisar aos pais que sua criança tem estrabismo. Os alunos devem sempre aceitar a opinião dos pais e testar adequadamente os olhos. Estrabismo no recém-nascido não é significativo desde que você possa excluir retinoblastoma. Aborde o estrabismo da seguinte forma:

1. Avalie o reflexo luminoso em todos os movimentos.
2. Teste o movimento dos olhos e os músculos em todas as direções. Um método simples para verificar todos os movimentos oculares é desenhar no ar uma bandeira imaginária do Reino Unido, por exemplo, e pedir que a criança acompanhe seu dedo (Fig. 5.37).
3. Tente responder à simples pergunta– este estrabismo é alternado (concomitante) ou paralítico?
4. Investigue catarata e opacidades da córnea.
5. Faça o teste de cobertura. Use um objeto interessante (brinquedo) para prender a atenção da criança. O olho é coberto no eixo visual para fazer a visualização monocular do objeto. Se a criança estiver fixando com o olho que acabou de ser coberto, o outro olho assumirá a fixação na presença do desvio.

Qualquer estrabismo que persista além de 5-6 meses após o nascimento é significativo e deve ser encaminhado imediatamente a um oftalmologista. Pseudoestrabismo é uma variação menor comum. O estrabismo paralítico, embora raro, tende a ter conotações mais graves do que o estrabismo alternante.

Termos: nódulo ocular	
Calázio	– pequeno cisto de inclusão na pálpebra
Hordéolo	= terçol na pálpebra (pústula)
Dermoide	= ângulo externo do olho
Pinguécula	= pequena mancha amarelada perto da córnea

EXAME DOS SISTEMAS

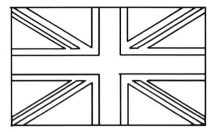

Fig. 5.37 Bandeira do Reino Unido.

Reflexo vermelho

Direcione uma luz nos dois olhos a uma distância de 0,5 m. Deve haver um reflexo vermelho simétrico. Um reflexo pupilar branco será causado por catarata, retinoblastoma e retinopatia da prematuridade. A ausência do reflexo vermelho é chamada leucocoria.

Achados oculares ocasionais

1. *Vasos conjuntivais* dilatados podem sugerir ataxia – telangiectasia.
2. *Manchas de Brushfield* (manchas brancas ao redor do bordo externo) são encontradas na síndrome de Down, mas também em crianças normais.
3. *Prega de Morgan-Dennie* é uma prega dupla sob o olho. É vista em crianças alérgicas e eczematosas.

O exame neurológico e interpretação dos olhos são semelhantes em crianças e adultos. As pupilas devem, normalmente, ser simétricas, centrais, circulares e responder à luz e à acomodação. Os movimentos dos olhos devem ser completos em todas as direções. Nistagmo fino em desvio extremo é um achado normal. O reflexo corneano é desagradável e raramente precisa ser provocado. Não detalharemos testes de acuidade visual em diferentes idades – consulte o livro de Mary Sheridan (1997) ou um livro de oftalmologia. Em crianças cooperativas, os campos visuais podem ser avaliados grosseiramente por testes de confrontação.

5 EXAME DOS SISTEMAS

No início da infância, estes podem ser sinais de alerta de má acuidade visual
Movimentos oculares aleatórios ou rotatórios
Persistência do interesse nas mãos
Ausência de piscar para uma mão direcionada bruscamente ao rosto ("piscar para ameaça")
Nistagmo

A detecção precoce e o tratamento do estrabismo podem impedir a ambliopia. A detecção precoce da acuidade visual reduzida pode levar a um tratamento apropriado.

Em todas as consultas clínicas, pergunte à mãe:

Seu bebê pode ver bem?

Diga-me porque você pensa assim.

Se ela está preocupada com a visão do bebê, confie em sua palavra. Ela geralmente está certa! Lembre-se de que os bebês se fixam prontamente nos olhos das mães e gostam mais de olhar rostos humanos sorridentes e amistosos, em vez de canetas, estetoscópios ou objetos pendurados. Uma boneca ou brinquedo familiar pode complementar seu sorriso!

CIRURGIA

Esta seção descreve a observação e o exame de condições que exigem cirurgia tanto imediata, quanto tardia.

1. **Hérnia inguinal** – é mais comumente encontrada nos primeiros 3 meses, mais particularmente em bebês prematuros. Na grande maioria dos casos, uma criança do sexo masculino é afetada, embora muito raramente uma criança do sexo feminino possa apresentar a mesma condição. Uma criança prematura não deve ir para casa antes da cirurgia, pois estrangulamento é uma possibilidade muito real. Associado ao exame para hérnia, deve-se incluir a presença e posição dos testículos. Mãos frias e um bebê chorando podem dificultar essa avaliação e resultar em um diagnóstico incorreto. Mãos quentes e uma chupeta podem ser muito úteis.

2. **Hérnia umbilical** – comum na infância e mais comum no prematuro. As hérnias umbilicais são facilmente redutíveis. Ao colocar o dedo mínimo na hérnia, você pode sentir o pequeno defeito na linha alba. A maioria das hérnias umbilicais resolve-se espontaneamente. É improvável que a hérnia umbilical se torne uma emergência.

3. **Torção do testículo** (um ou ambos). Esta condição é rara e geralmente ocorre antes do nascimento. O exame nas primeiras 48 horas revelará um testículo aumentado, endurecido e descolorido, que durante as semanas seguintes se desintegrará e desaparecerá. Se a condição for unilateral, a estabilização precoce do testículo remanescente é urgente.

4. **Exame de ouvido**. Raramente, uma infecção aguda do ouvido médio, com tímpano abaulado, pode requerer a intervenção precoce de um cirurgião otorrinolaringologista e, mais raramente ainda, uma mastoidite aguda. Quando houver evidências de infecção do ouvido médio no exame, sempre palpe o processo mastoide em busca de sensibilidade dolorosa.

5. **Amígdalas.** Muito ocasionalmente, as amígdalas podem ficar tão intensamente aumentadas que necessitam de intervenção otorrinolaringológica. No entanto, as amígdalas com aspecto mais infectado, recobertas com material purulento, são mais propensas a ser resultado de febre glandular – uma condição benigna.

6. **Unha dos dedos dos pés encravada**. A grande maioria dos neonatos e crianças tem o que parece ser unhas dos pés encravadas. Infecções estafilocócicas podem produzir paroníquia. A cirurgia é raramente, ou nunca, indicada como tratamento.

7. **Osteomielite aguda**. Esta não é uma condição incomum e, quando considerada, é necessário um exame cuidadoso para um quadro de dor aguda ou sensibilidade localizados. Felizmente, nos dias atuais, a cirurgia é raramente necessária.

8. **Apendicite aguda**. Esta é uma condição notoriamente difícil de diagnosticar em crianças pequenas. Embora se veja casos ocasionais na infância, é muito mais comum em crianças mais velhas em idade escolar. O abdome deve ser cuidadosamente

examinado quanto à dor localizada. Seja muito gentil. Mãos quentes são essenciais. Se possível, um dos pais deve estar presente para relaxar e consolar a criança. Em caso de dúvida, a ajuda de um colega mais experiente é essencial. Se uma possível perfuração está sendo considerada, um exame retal e tomografia abdominal podem ser úteis para confirmar o diagnóstico.

9. **Infecção periorbital**. Aqui você observa inflamação e edema na pele periorbital e nos tecidos subjacentes. Esta é uma condição de emergência e a avaliação oftalmológica imediata é recomendada.
10. **Estenose pilórica**. Os sinais são peristaltismo visível sobre o estômago e um tumor ou massa pilórica palpável. O tumor pilórico está no quadrante superior direito e parece uma azeitona (ou a ponta do nariz). É mais bem sentido como parte de uma "refeição de teste", mas não é fácil de palpar.

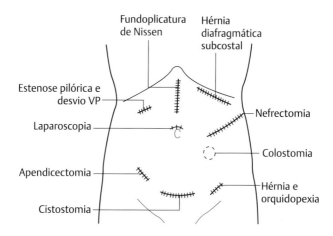

Fig. 5.38 Algumas cicatrizes abdominais vistas em crianças. Note que, agora, muitas dessas cirurgias são feitas por via laparoscópica.

6 Mensuração de progresso

Um pediatra é um médico de medidas.

Apley

Chesterton afirmou que o homem que o conhecia melhor era seu alfaiate, pois ele o media novamente a cada vez que o encontrava. O mesmo deve ser dito dos médicos pediatras, que normalmente devem medir o comprimento (altura), o peso e o perímetro cefálico de todos os bebês e crianças pequenas. Além disso, a circunferência do braço, a espessura das pregas cutâneas, a pressão arterial, as proporções dos segmentos superiores, etc., serão medidos conforme apropriado.

Na infância, mede-se o comprimento deitado. Mais grosseiramente, isso pode ser feito medindo o comprimento da cabeça ao calcanhar, com o uso de uma fita métrica. Métodos mais precisos são os estadiômetros horizontais ou a régua antropométrica. A altura em pé pode ser medida em gráficos simples de parede, com réguas verticais ou usando um estadiômetro (Fig. 6.1). Os métodos mais precisos foram estabelecidos pelo grupo de Tanner. A altura deve ser idealmente traçada em um gráfico de percentil apropriado para sexo, idade e raça. Em idade precoce (até 7 anos), há pouca diferença entre os sexos.

6 MENSURAÇÃO DE PROGRESSO

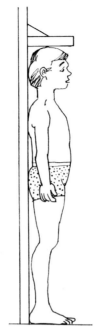

Fig. 6.1 Medição da altura com estadiômetro.

Gráficos internacionais foram publicados. O incremento de altura é provavelmente um melhor indicador de bem-estar do que o ganho de peso.

Ao avaliar a altura das crianças, várias idades fáceis são úteis (consulte o boxe).

MENSURAÇÃO DE PROGRESSO **6**

Idades fáceis para avaliar a altura
Idade cronológica (real). Exemplo: menino, com 6 anos, medindo 100 cm
Idade da altura = 4 anos. Em outras palavras, o menino tem a mesma altura de uma criança de quatro anos
Idade óssea avaliada radiologicamente. A idade óssea desse menino é avaliada em 4 anos com variação normal
Idade das roupas. A mãe relata compra de roupas de tamanho de 4 anos

Auxiliares úteis na avaliação do crescimento e desenvolvimento:

- Peça para ver o histórico de saúde da criança, se os pais o tiverem.
- Inspecione as fotografias da família com atenção ao peso e à altura.
- Informe-se sobre características familiares –
  O pai teve puberdade tardia?
  Quando ocorreu a menarca materna?
  Foi dito na Bíblia que um *peso* justo é o prazer do Senhor e um

Pontos de referência de altura	
Nascimento:	50 cm
1 ano:	75 cm
4 anos:	100 cm
12 a 13 anos:	150 cm

falso equilíbrio uma abominação; é assim também na pediatria. Todos os bebês e crianças precisam ser pesados regularmente. Dosagens de drogas e necessidades de líquidos estão relacionadas ao peso corporal. No primeiro ano de vida, o peso aumentará em três vezes, o comprimento em 50% e a circunferência da cabeça em aproximadamente um terço.

O *perímetro cefálico*, ou mais corretamente, o diâmetro occipito-frontal máximo, também deve ser medido usando uma fita métrica não extensível e confiável (Fig. 6.2). A circunferência da cabeça é

6 MENSURAÇÃO DE PROGRESSO

um indicador do crescimento do cérebro (mas não da inteligência). O médico está procurando por cabeças que estão crescendo de forma incomumente rápida ou extraordinariamente lenta. Na prática comum, costuma-se definir os terceiros percentis superiores e inferiores (que são equivalentes a ± 2 DP) como os limites da "normalidade" (Fig. 6.3). Medições menores que o terceiro percentil não implicam necessariamente uma anormalidade: muitas delas serão 'pequenos normais'.

Perímetro cefálico médio	
Nascimento:	35 cm
1 ano:	47 cm
2 anos:	49 cm
4 anos:	50 cm
8 anos:	52 cm
15 anos:	55 cm

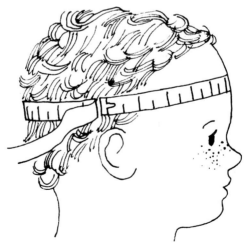

Fig. 6.2 Medição do perímetro cefálico.

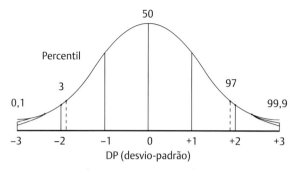

Fig. 6.3 Relação entre percentis e desvios-padrão.

A altura e o perímetro cefálico, por exemplo, são hereditários. O conhecimento da altura dos pais deve sempre ser feito na avaliação da baixa estatura. Gráficos para equacionar a altura das crianças com a altura dos pais estão disponíveis. A macrocefalia familiar é uma entidade bem reconhecida – a mensuração da circunferência da cabeça dos pais é uma parte essencial da avaliação de qualquer bebê ou criança com uma cabeça incomumente grande.

Outras medidas úteis incluem:

1. *Envergadura do braço:* de ponta a ponta dos dedos, passando pelos ombros. Isso deve se aproximar da altura em pé dos 3 aos 4 anos de idade. Se for menor que a altura, pode sugerir membros curtos.
2. *Relação segmento superior-segmento inferior:* as medidas são do púbis à cabeça e do púbis ao solo. Na criança em idade escolar a proporção está próxima da unidade. Ela é de 1,7:1 no recém-nascido.
3. *Circunferência do braço:* a meio caminho entre o ombro e o cotovelo. Nos países em desenvolvimento, este é um índice útil de nutrição.
4. *Espessura das pregas cutâneas:* usando um compasso apropriado. As medições são geralmente feitas na região do tríceps médio esquerdo e na região subescapular esquerda e são usadas para medir a subnutrição e a supernutrição.

6 MENSURAÇÃO DE PROGRESSO

5. A *velocidade* da altura (e peso), que mede a taxa de mudança em oposição à distância alcançada.
6. *Índice de massa corporal* (IMC): peso (kg) ÷ altura (m²). O normal é de 18 a 25. O IMC é um índice útil de obesidade na infância.

Catch-up (recuperação) de **Crescimento: menino de 8 anos**	
Idade cronológica	= 8 anos
Idade da altura	= 4 anos
Idade óssea	= 4 anos
Idade das roupas	= 4-5 anos
Doença celíaca diagnosticada aos 8 anos	
Catch-up de crescimento demonstrado a partir de uma dieta sem glúten.	

Alguém já mediu praticamente tudo o que se possa imaginar em relação a crianças – distância interpupilar, comprimento do pênis esticado, volume testicular, tamanho do rim, razão cardiotorácica – e seus valores normais podem ser obtidos em textos especializados. Em relação à altura:

- Faça o registro em gráficos de percentis.
- Medidas seriadas são mais importantes do que medições únicas.
- Os padrões de crescimento aberrante são bem reconhecidos.
- As crianças tendem a aderir aos canais de percentis.

Ao avaliar uma criança incomumente pequena ou alta, perguntas simples, medições precisas e taxas de percentis e velocidades adequadas irão muitas vezes poupar muito tempo e muita investigação desnecessária. Um algoritmo típico para abordar a criança pequena é mostrado na Fig. 6.4.

Se não houver medidas anteriores de uma criança pequena, a mãe deve ser questionada sobre o tamanho do calçado, tamanho e idade da roupa (muitas grandes lojas classificam roupas por idade), e você pode pedir para inspecionar fotografias da família. Embora os médicos possam estar preocupados com uma criança pequena, sua mãe pode ficar perplexa, já que "toda a minha família começou devagar".

204

MENSURAÇÃO DE PROGRESSO 6

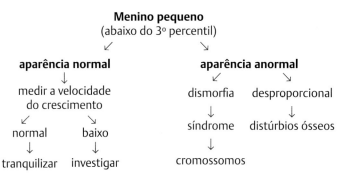

Fig. 6.4 Algoritmo para a abordagem de um menino no terceiro percentil.

As crianças, especialmente os meninos, estão conscientes de sua altura e desejam sinceramente alcançar seus pares. Nós não concordamos inteiramente com a "linha final" no pequeno poema a seguir:

> Eu conheci um pequeno elfo uma vez,
> Lá onde os lírios florescem,
> Eu perguntei por que ele era tão pequeno
> E por que ele não cresceu.
> Ele franziu ligeiramente as sobrancelhas e com os olhos,
> Ele me olhou de cima abaixo.
> 'Eu sou grande o suficiente para mim', ele disse,
> 'Como você é grande para você'.
>
> John K Bangs

Finalmente, alguns indicadores simples:

- Os gráficos em percentis descrevem o que é, não o que deveria ser.
- Pode haver uma diferença significativa na altura entre os mais e menos favorecidos segmentos da sociedade, mas não necessariamente no peso.
- A maioria das crianças pequenas são crianças "pequenas normais" provenientes de famílias de pais pequenos e/ou de grupos socialmente desfavorecidos.

6 MENSURAÇÃO DE PROGRESSO

- Provavelmente não há nada de errado com as crianças pequenas (abaixo do terceiro percentil) que demonstram velocidade de crescimento normal observada ao longo de 6–12 meses.
- Altura ou peso estático em uma criança é incomum e pode ser um sinal de doença.
- Cruzar para baixo os canais do gráfico de percentis é anormal.

Chegando a um acordo: baixa estatura	
Nanismo diastrófico	= nanismo torto
Nanismo tanatofórico	= nanismo com morte
Acondroplasia	= uma forma de nanismo com membros curtos
Osteopetrose	= doença dos ossos de mármore

Acreditamos que os alunos não precisam gastar muito tempo em casos raros e incomuns, por mais interessantes que sejam. Se você puder estimular a habilidade de reconhecer o que é diferente, se puder descrever o que vê e se conhecer fontes adequadas de informações adicionais, isso deve ser suficiente.

A dismorfologia depende do reconhecimento, descrição e medição. Pode-se consultar textos apropriados ou um computador adequadamente programado.

As *medidas usadas na dismorfologia* incluem:

- Altura.
- Envergadura do braço.
- Relação do segmento superoinferior.
- Comprimento da mão.
- Comprimento do metacarpo.
- Comprimento da orelha.
- Distância interocular.
- Ângulo de carregar do antebraço.
- Distância cantal interna.
- Idade óssea.

MENSURAÇÃO DE PROGRESSO 6

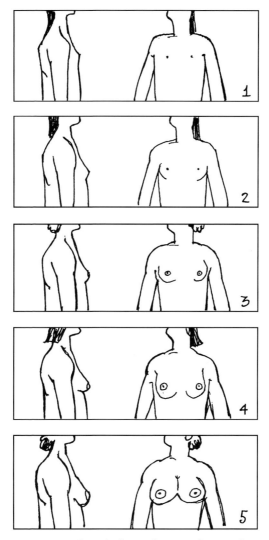

Fig. 6.5 Os cinco estágios do desenvolvimento da mama feminina.

6 MENSURAÇÃO DE PROGRESSO

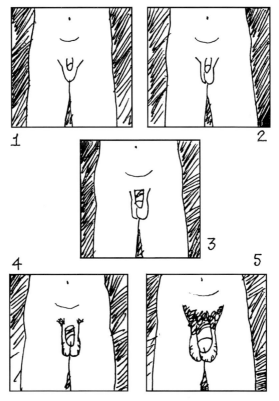

Fig. 6.6 Os cinco estágios do desenvolvimento dos genitais masculinos e dos pelos pubianos.

Em crianças pré-púberes e púberes, a avaliação do estado puberal pode ser útil. As instruções para avaliar o estado da puberdade são dadas em Tanner-Whitehouse (padrões de crescimento do Reino Unido) e baseiam-se no crescimento dos pelos do peito, genitais e púbicos.

7 Hidratação e nutrição

Detectando e determinando a desidratação 209

Nutrição 214

DETECTANDO E DETERMINANDO A DESIDRATAÇÃO

Para manter uma hidratação normal, os bebês dependem de seus cuidadores (mãe, enfermeira, etc.) para que lhes forneçam uma quantidade suficiente de fluido.

Por uma variedade de razões fisiológicas e práticas, a desidratação pode surgir fácil e rapidamente na infância. A detecção precoce e a determinação do grau de desidratação são, portanto, essenciais.

Por que a desidratação é comum em bebês?

1. Os bebês têm uma composição corporal diferente da dos adultos – 70 a 80% do conteúdo em água corporal *versus* 60% dos adultos.
2. Alta ingestão de líquidos – 150 mL/kg/dia em comparação com 30–40 mL/kg/dia em adultos.
3. *Turnover* diário de água de 10 a 15% do peso corporal em comparação com o de 3 a 5% em adultos.

209

7 HIDRATAÇÃO E NUTRIÇÃO

4. Redução relativa da capacidade renal de concentrar a urina.
5. Maior relação superfície de área /massa, resultando em grandes perdas insensíveis de fluido através da pele e do trato respiratório. Fator X2–3.
6. Maior taxa metabólica basal e maior resposta febril à infecção.
7. Os bebês têm pouco ou nenhum controle sobre a ingestão de líquidos.

Um estado normal de hidratação é manifestado por olhos brilhantes, língua úmida e bom turgor cutâneo. Bebês gordos (nos quais o turgor cutâneo é difícil de determinar) podem enganar, ocultando a desidratação, especialmente a do tipo hipertônico. A apreciação do turgor normal ou da elasticidade da pele é melhor estabelecida, examinando-se muitos lactentes normais.

Sinais de desidratação

A desidratação na infância manifesta-se por:

1. Depressão da fontanela anterior.
2. Olhos secos e opacos com turgor reduzido no globo ocular (como a maioria de nós normalmente não avalia o turgor ocular em bebês normais, não se pode ter certeza deste sinal).
3. Língua e boca secas.
4. Turgor ou elasticidade da pele diminuídos, o que é mais bem observado pegando a pele abdominal ou da coxa (Fig. 7.1).
5. Letargia e choro fraco.
6. Volume do pulso diminuído.
7. Diminuição do débito urinário (mais fraldas secas).
8. Pressão arterial reduzida.

É importante lembrar que os primeiros sinais de desidratação refletem a perda do volume de líquido intersticial, enquanto os sinais posteriores (Números 6 a 8) refletem a perda do volume intravascular. A maioria das crianças nos países desenvolvidos recebe atenção médica quando sua desidratação é de grau leve a moderado. Nos

HIDRATAÇÃO E NUTRIÇÃO 7

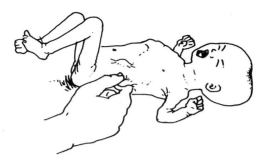

Fig. 7.1 Perda do turgor normal da pele.

países em desenvolvimento, a desidratação grave é um fenômeno frequente. Os bebês com desidratação da variedade isotônica ou hipotônica comum são geralmente letárgicos e "largados". Em contraste, a desidratação hipertônica ou hipernatrêmica, que introduz um componente cerebral na doença, pode ser suspeitada se a criança estiver irritada.

Uma desidratação muito grave pode ser acompanhada por acidose metabólica (respiração profunda com suspiro) ou por choque (bebê pálido, frio, quieto).

Os números da Tabela 7.1 destacam as diferenças importantes no balanço hídrico entre o recém-nascido, o bebê e o adulto.

Deve ser enfatizado que estes são os valores habituais e que há muita variação.

Tipos de desidratação	
Isotônica:	70%; "largado", letárgico
Hipotônica:	20-30%
Hipertônica:	2-5%; irritado, pele "pastosa", convulsão

Pode ser difícil determinar clinicamente o tipo de desidratação. É importante estar alerta e tentar detectar a desidratação hipertônica, pois isso pode resultar em convulsão e dano cerebral.

7 HIDRATAÇÃO E NUTRIÇÃO

Tabela 7.1 Fatos sobre fluidos			
	1 semana	**1 ano**	**20 anos**
Peso (kg)	3,0	10,0	70,0
Comprimento (cm)	50	75	175
Perímetro cefálico (cm)	35	47	55
Área de superfície corporal (m²)	0,25	0,5	1,73
Pressão arterial (mmHg)	70/40	90/50	120/80
Ingestão de líquidos (L/dia)	0,45	1,0	2,5
Ingestão de líquidos (% do peso corporal)	15	10	3,5
Ingestão de líquidos (mL/kg/dia)	150	100	35
Volume de sangue (mL)	250	750	5.000

O grau de desidratação	
Leve (< 5% de perda de peso corporal)	= poucos sinais clínicos. Talvez língua seca, fontanela deprimida
Moderado (5–10% de perda de peso corporal)	= sinais clínicos óbvios de perda de líquido intersticial – fontanela deprimida, língua seca, turgor cutâneo reduzido
Grave (10 a 15% de perda de peso)	= gravemente doente. Sinais de perda de volume intravascular – pulso fraco e rápido, pressão arterial baixa, débito urinário baixo – além dos sinais anteriores

Podemos propor que o conceito de espaços corporais é útil na compreensão dos fluidos corporais. Existem três espaços de fluidos corporais: o primeiro, o segundo e o terceiro. Nós sempre pensamos que é muito difícil definir o "terceiro mundo" quando você não tem certeza onde estão o 'primeiro' e o 'segundo' mundo.

HIDRATAÇÃO E NUTRIÇÃO 7

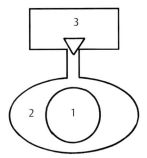

Fig. 7.2 Os três espaços dos fluidos.

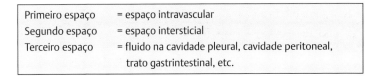

As perdas de fluidos no terceiro espaço são mascaradas e podem passar despercebidas.

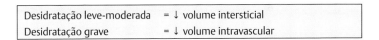

A hiperidratação é menos frequentemente encontrada em crianças, mas pode ocorrer com insuficiência cardíaca, insuficiência renal ou excesso de fluidos intravenosos. Pode-se tentar, clinicamente, estimar o grau de sobrecarga de fluidos (aumento do peso como proporção do peso seco, se conhecido) e procurar restaurar o equilíbrio hídrico por restrição hídrica, diuréticos ou diálise, conforme indicado. O sinal clínico primordial é o edema.

NUTRIÇÃO

A avaliação clínica da nutrição é relativamente simples. A desnutrição infantil moderna ocidental consiste em crianças recebendo alimentos errados (muito carboidrato) e muitas calorias, resultando em obesidade. No mundo em desenvolvimento, as deficiências de proteínas, calorias, vitaminas e minerais são comuns. A ingestão inadequada de alimentos é uma causa comum no déficit do crescimento em todas as partes do mundo.

Avaliação da nutrição

- Observação.
- Pesagem, medição e registro no gráfico de percentil.
- Exame para deficiências específicas.

Observação

O bebê saudável tem bochechas cheias, nádegas firmes e arredondadas, bom tônus muscular e uma pele saudável. As nádegas da criança são como as corcovas dos camelos – um espaço de armazenamento de gordura e músculo para tempos difíceis. A desnutrição aguda na infância manifesta-se como perda de peso, dobras subcutâneas flácidas e apatia. A desnutrição crônica é evidenciada por palidez, magreza, ossos proeminentes, abdome protuberante, hipotonia, nádegas achatadas e tristeza. A pele pode ser fina e brilhante, o cabelo seco e sem brilho e as unhas quebradiças.

Pesando e medindo

Isto foi descrito no Capítulo 6. Lembre-se de que os gráficos em percentis descrevem o que é, não o que deveria ser. Eles são coletados de crianças normais em uma determinada população. Muitas das crianças nos níveis de percentis "normais" superiores nas populações ocidentais parecem gordas – elas são gordas.

HIDRATAÇÃO E NUTRIÇÃO **7**

Observe atentamente as crianças que estão atravessando para baixo as linhas dos percentis.

A criança magra "normal" tende a ter pais semelhantes, ser ativa e robusta e ter percentis proporcionais de altura e peso.

O crescimento é provavelmente um melhor indicador de bem-estar do que o peso. Diferenças significativas na altura existem entre os grupos sociais superiores e inferiores na maioria das populações; diferenças de peso podem não ser tão evidentes.

Exame para deficiências específicas

A *deficiência de ferro* é o tipo mais comum.

Anemia. Inspecione a mucosa conjuntival, a mucosa bucal, os vincos palmares, os lóbulos das orelhas e as unhas quanto a vermelhidão ou palidez. Use suas próprias palmas como controles (supondo que você não seja anêmico). Crianças com deficiência de ferro são frequentemente tristes ou infelizes. Em crianças caucasianas, a palidez facial é mais frequentemente uma questão de pele e falta de luz solar do que de anemia. No entanto, os bebês saudáveis têm uma pele cor de rosa. A avaliação clínica da anemia não é confiável, mas vale a pena tentar. Os sinais clínicos de anemia geralmente não são apreciáveis até que o nível de hemoglobina seja menor que 10 g/dL (100 g/L). Sinais clínicos óbvios devem ser esperados quando a hemoglobina for menor que 7 g/dL (70 g/L). A esclera azul tem sido descrita como um sinal de anemia por deficiência de ferro.

O *raquitismo* se dá pela deficiência de vitamina D e manifesta-se pela dor nos membros, alargamento dos ossos do pulso, joelhos tortos e o "rosário raquítico". O "rosário raquítico" é causado pela expansão das junções costocondrais, que são mais laterais do que muitos estudantes pensam.

Os sinais clínicos de raquitismo incluem:

- Atraso no fechamento da fontanela anterior.
- Atraso na marcha.
- Andar com pernas arqueadas, andar gingado.
- Joelhos tortos.

215

7 HIDRATAÇÃO E NUTRIÇÃO

- Pulsos expandidos e dolorosos.
- Rosário raquítico palpável nas junções costocondrais.
- Infelicidade.
- Relativo déficit de crescimento.
- Hipotonia, quando grave.

O raquitismo se dá mais frequentemente pela deficiência dietética de vitamina D, em adição à falta de luz solar em bebês de pele escura que vivem em climas temperados. É comumente acompanhado por sinais de anemia, geralmente por deficiência de ferro.

Proteína. A deficiência proteica severa é vista no kwashiorkor. A criança afetada é apática, tem pele escamosa, cabelo fino avermelhado e edema na face ou pernas.

As deficiências de ácido fólico, vitamina B12 e vitamina C são todas raras em crianças ocidentais. No entanto, o escorbuto e outras deficiências vitamínicas podem ser observados em crianças alimentadas com dietas estritamente vegetarianas ("veganas").

A *obesidade* é um problema clínico significativo, particularmente em crianças ocidentais. Na maioria das vezes, essa obesidade é causada por fatores dietéticos/ambientais/familiares. A obesidade endócrina (secundária ao hipotireoidismo, síndrome de Cushing, etc.) é, por comparação, relativamente infrequente. A obesidade dietética é generalizada e, geralmente, associada ao crescimento precoce avançado. Estrias podem ser vistas em crianças pré-púberes com rápido ganho de peso (gordura pré-puberal). As obesidades hormonal e sindrômica são geralmente associadas à baixa estatura. O grau de obesidade pode ser avaliado pelo afastamento da linha do percentil de peso a partir da linha do percentil de altura; normalmente os percentis de altura e peso são bastante aproximados.

A obesidade dietética é generalizada (face, braços, pernas, tronco e nádegas). Estrias nos ombros e quadris são frequentemente vistas em crianças pré-púberes ou adolescentes que ganham peso rapidamente.

HIDRATAÇÃO E NUTRIÇÃO

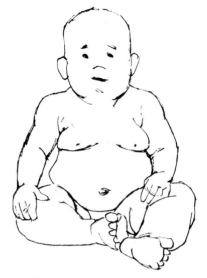

Fig. 7.3 Um bebê rechonchudo.

O índice de massa corporal (IMC) está aumentado, a espessura da prega cutânea está aumentada e a pressão arterial está frequentemente no intervalo superior do normal.

A *anorexia nervosa* é mais frequentemente observada em meninas adolescentes. O rosto é fino, o IMC é reduzido, há pouca gordura subcutânea em qualquer lugar, braços, coxas e nádegas são finos, as coxas não se tocam, os quadris e a coluna são proeminentes. Além disso, em casos graves, a pele pode estar seca, as extremidades são frias, o pulso é relativamente lento e seu volume é reduzido. Cabelo fino e com penugens pode ser visto no rosto e nas costas. Os dentes podem estar manchados como resultado de vômito induzido.

8 Avaliação do desenvolvimento

3 meses 220	12 meses 225
4 a 5 meses 221	18 meses 226
6 a 8 meses 221	3 anos 228
9 a 10 meses 223	4 anos 228

Lembre-se de que toda criança é diferente.

Anon

A avaliação do desenvolvimento é parte integrante do exame pediátrico. Portanto, é essencial que o desenvolvimento normal e suas variações normais sejam claramente compreendidos. Em geral, a avaliação é contínua até a adolescência, mas é mais importante durante o período pré-escolar (0-5 anos).

Onde dúvidas forem levantadas em relação ao desenvolvimento, um histórico perinatal, familiar e ambiental detalhado é essencial. Avaliar o histórico específico do desenvolvimento da criança pode ser difícil e demorado – mas pode ser muito gratificante e é essencial.

Um exame físico completo é essencial, particularmente procurando por pequenas anormalidades e anotando o tamanho e a forma da cabeça, altura e peso. Tendo sido estabelecido que a criança não

8 AVALIAÇÃO DO DESENVOLVIMENTO

tem um distúrbio físico que possa influenciar o desenvolvimento, a avaliação é baseada em:

- Padrão motor grosso.
- Visão e padrão motor fino.
- Audição e fala.
- Comportamento social.

Cada um desses títulos é interdependente e complementar. Em termos gerais, a atenção e o interesse de um bebê pelos meio ambiente são mais importantes do que o desenvolvimento motor grosso – particularmente se este for influenciado pela obesidade ou por um distúrbio físico.

A idade inicial para avaliação do desenvolvimento é de 6 a 8 semanas e é descrita em detalhes no Capítulo 4.

Deve-se ressaltar que, em qualquer exame de avaliação do desenvolvimento, tanto a mãe quanto a criança devem ser colocadas à vontade e confortáveis. A discussão inicial deve-se referir ao histórico anterior, e deve ser feita uma investigação do comportamento geral do bebê até o momento. Comentários elogiosos sobre o bebê para a mãe são úteis. Em nenhuma circunstância deve-se inicialmente tentar um exame físico. Sente-se, olhe e observe particularmente o tamanho, a disposição, a aparência e o comportamento geral de seu paciente.

3 MESES

Movimento motor grosso. Mantém a cabeça ereta e firme a 30° e, na suspensão ventral, a cabeça é mantida por um período prolongado. Também pode erguer os ombros da mesa quando estiver deitado na posição prona.

Visão e movimento fino. Parece alerta, prontamente segue objetos e estabeleceu a observação das mãos. Neste estágio, as mãos estão abertas e o reflexo de agarrar desaparece.

Audição e fala. Mais responsivo ao ruído e pode se virar na direção do som. Balbuciar é a norma.

AVALIAÇÃO DO DESENVOLVIMENTO **8**

4 A 5 MESES

Movimento motor grosso. Controle da cabeça ainda mais estabelecido, as costas são mais retas.

Visão e movimento fino. Observa objetos pendentes e os segue – tenta alcançar com as mãos. Puxa o pano do rosto em uma brincadeira. O estrabismo deve ser investigado. Uma convergência está presente.

Audição. Pode se virar na direção do som e é muito vocal.

6 A 8 MESES: EXAME MUITO IMPORTANTE

O desenvolvimento motor grosso normal neste momento incluirá sentar-se sem apoio (Fig. 8.1), rolar e a capacidade de estender os braços e levantar o tórax em decúbito ventral. Os reflexos de endireitamento lateral e paraquedas estão se estabelecendo e são sofisticados.

A acuidade visual pode agora ser razoavelmente bem avaliada. A uma distância de 3 m, uma seleção de bolas brancas de até 2 cm será seguida. O movimento dos olhos também pode ser comentado. O estrabismo é relevante nessa idade. A melhora da acuidade visual permite um desenvolvimento significativo da coordenação mão/olho, onde uma criança pode alcançar e com um aperto palmar recuperar um pequeno objeto (peça de Lego) que será examinado, provavelmente transferido para a outra mão e finalmente colocado na boca. Normalmente, a dominância manual não está estabelecida neste momento.

A criança nesta idade também irá se virar na direção do som a uma distância de 0,5 m em uma linha horizontal a partir da orelha.

Observa-se frequentemente que, por volta de 5 a 6 meses, um ouvido pode responder melhor que o outro. Uma resposta melhor geralmente ocorre no ouvido abordado pela mãe que amamenta. Os sons usados como estímulo incluem frequências da fala (500-2.000 Hz) com papel amassado, chocalho, e xícara e colher. Socialmente, a criança em geral fica feliz com estranhos, ri com facilidade, responde a conversas e vai balbuciando mais precisamente: ou seja, "dada" e "baba".

8 AVALIAÇÃO DO DESENVOLVIMENTO

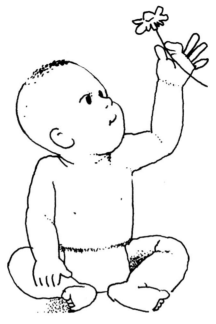

Fig. 8.1 Entre 6 a 8 meses, a criança deve ficar sentada sem suporte.

Movimento motor

- Bom controle da cabeça.
- Rola sobre si mesmo.
- Senta-se momentaneamente.
- Costas eretas.

Visão e movimento fino

- Alerta.
- Os olhos movem-se em todas as direções.
- Fixa em objetos pequenos – 20 cm.
- Aperto palmar - transferências.

AVALIAÇÃO DO DESENVOLVIMENTO **8**

Audição e fala

- Vira-se na direção do som 0,5 m.
- Identifica a voz da mãe.
- Vocaliza – 'ca', 'da'.

Social

- Leva tudo à boca.
- Tenta segurar a mamadeira.
- Pode fazer ruídos com o chocalho.
- Responde a cócegas.

Sinais de alerta

- Ansiedade materna.
- Perímetro cefálico inferior ao 3º percentil.
- Hipotonia – controle deficiente da cabeça.
- Hipertonia – reflexos rápidos e clônus.
- Não alerta – falha em fixar ou estrabismo.
- Não se vira na direção do som (cuidado com uma resposta unilateral).
- Reflexos primitivos persistentes.

9 A 10 MESES

Movimento motor

- Senta sozinho e pode virar para olhar.
- Pode se mover no chão – rolando, contorcendo-se, engatinhando.
- Apoiará o peso quando em posição vertical e provavelmente manterá a posição.
- Não gosta de ser movido de sentado para deitado.
- Reflexos de proteção bem estabelecidos.

8 AVALIAÇÃO DO DESENVOLVIMENTO

Visão e movimento fino

- Muito observador.
- Movimento de pinça com boa manipulação (Fig. 8.2).
- Olha para o brinquedo caído.
- Pode ver um objeto pequeno a 3 m.

Audição e fala

- Pode saber e virar-se ao ouvir seu nome.
- Testar a audição a 1 m.
- Balbucia alto e incessantemente.

Social

- Segura, morde e mastiga um biscoito.
- Agarra a mamadeira ao se alimentar.
- Começa a suspeitar de estranhos.

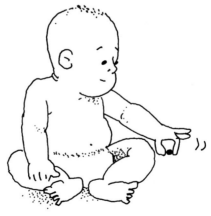

Fig. 8.2 Entre 9 e 10 meses, a criança demonstrará movimento de pinça com boa manipulação.

AVALIAÇÃO DO DESENVOLVIMENTO **8**

Sinais de alerta

- ansiedade materna.
- perímetro cefálico < 3º percentil.
- não se senta.
- reflexos de proteção deficientes.
- assimetria de tônus.
- reflexos rápidos ou clônus.
- vocalização deficiente.
- pouca resposta ao som.
- incapaz de mastigar.

12 MESES

Aos 12 meses pode haver considerável variação no padrão do desenvolvimento, particularmente no motor grosso. Neste momento a criança deve estar se sentando e virando sem dificuldade. A maioria estará engatinhando ou terá uma variação do movimento que inclui rolar, arrastar-se, andar de lado e andar como urso (pernas traseiras estendidas). Deve conseguir ficar em pé com ou sem apoio. Alguns vão andar se segurando ou sozinhos. Em termos gerais, se uma criança entra andando na sala de exame com 1 ano de idade, você quase pode virá-la e fazê-la sair novamente.

A acuidade visual melhorou e uma bola de 1 cm de diâmetro é seguida a 3 m. Os objetos são agora apanhados, usando o mais sofisticado movimento dedo polegar-indicador ou movimento de pinça. Os objetos recebem mais atenção e exploração. No entanto, eles ainda chegam à boca. O bebê irá procurar por um objeto que está saindo de seu campo de visão. As frequências de som usadas para os 5 meses de idade agora são aplicadas a uma distância de 1 m da orelha e em um arco de 180º de cada lado. O vocabulário melhorou, tanto na pronúncia quanto no número de palavras (duas a três). A criança compreende comandos simples – acenar "tchau-tchau", bater palmas. Socialmente, a criança agora está desconfiada de estranhos e apega-se à sua mãe. No entanto, ele responde ao seu próprio nome e brinca intencionalmente com brinquedos.

8 AVALIAÇÃO DO DESENVOLVIMENTO

Nesta idade, grandes áreas de atraso devem ter aparecido, e incluem – crescimento cerebral deficiente, atraso motor grosso, deficiência visual e auditiva e, em particular, paralisia cerebral do tipo espástica. Mesmo nessa idade precoce, projeções prognósticas são possíveis.

18 MESES

Movimento motor

- Anda.
- Pode correr – em linha reta.
- Desce de ré escada abaixo.
- Pega um brinquedo do chão sem cair.

Visão e movimento fino

- Empilha de dois a três blocos.
- Aponta para objetos distantes (fora).
- Preferência por uma das mãos aparecendo.
- Demonstra interesse distinto na face humana.

Audição e linguagem

- Vocaliza livremente.
- Até 20 palavras.
- Além disso, responde rapidamente a comandos simples.

Social

- Bebe sem derramar.
- Devolve o copo para o adulto.
- Parou de colocar brinquedos na boca.

226

AVALIAÇÃO DO DESENVOLVIMENTO **8**

Sinais de alerta

- Ansiedade materna.
- Não fica em pé.
- Não anda.
- Pouca capacidade de atenção.

A avaliação do desenvolvimento é parte integrante de todas as consultas clínicas. Esperamos que um exame preciso do desenvolvimento facilite a detecção precoce de problemas. Nós detalhamos os sinais de alerta que tornam o encaminhamento especializado obrigatório. Gostaríamos de encaminhá-lo para textos especializados sobre exames de acompanhamento em idades mais avançadas.

Observação: A taxa de desenvolvimento varia entre as crianças. A sequência de desenvolvimento não difere significativamente. A perda de reflexos primitivos é acompanhada por um ganho de habilidades positivas.

Decisões de desenvolvimento
• Normal
• Provavelmente normal – veja novamente
• Duvidoso – veja novamente em breve
• Anormal – encaminhe para diagnóstico e tratamento

Alguns comentaristas preferem o termo "degraus" de desenvolvimento a "marcos" de desenvolvimento. Lembre-se de que, seja qual for o termo que você use, o desenvolvimento é sobre progresso e mudança. Abaixo estão descritas algumas variantes de locomoção para proporcionar uma apreciação da amplitude da normalidade.

- Algumas crianças nunca engatinham: elas se levantam e andam.
- Algumas engatinham normalmente com os joelhos flexionados e algumas engatinham lateralmente (balançam).
- Algumas andam como um urso (joelhos estendidos).
- Algumas rolam do ponto A ao B.

227

8 AVALIAÇÃO DO DESENVOLVIMENTO

- Algumas pulam pelo chão ou "arrastam o bumbum".
- Algumas rastejam como soldados – engatinham sobre os cotovelos em vez das mãos.

3 ANOS

Pode subir escadas, um pé por degrau, e pode ser capaz de saltar do degrau inferior. Fica em um pé momentaneamente – pode ser capaz de andar de triciclo.

Constrói torres de blocos, pode vestir-se parcialmente e provavelmente desenhará um círculo a partir de uma cópia. Pode conhecer uma ou duas cores. Pode construir sentenças de três a cinco palavras e pode contar até 10. Provavelmente sabe seu nome completo e pode usar colher e garfo.

4 ANOS

A avaliação de crianças nesta faixa etária é de considerável importância, particularmente por causa do advento da escola. Uma avaliação oftalmológica abrangente deve ser realizada nesta idade. Mais uma vez, informações básicas sobre a família, irmãos, fatores ambientais e sociais devem ser cuidadosamente verificadas e analisadas.

A atividade motora grossa tornou-se muito mais sofisticada e inclui a capacidade de se levantar e pular em um pé, pode descer escada abaixo de maneira adulta, um pé de cada vez, pegar uma bola, vestir e despir-se sem muita ajuda. O uso de um lápis para desenhar objetos como círculos, quadrados, um homem, com a mão, esquerda ou direita, agora dominante. Já conhece de três a quatro cores. O treinamento de toalete está bem estabelecido. A fala tornou-se mais sofisticada, fala muito, faz perguntas – conta histórias.

9 Exame das eliminações

A inspeção clínica das fezes 229 | Preste atenção na urina 231

A INSPEÇÃO CLÍNICA DAS FEZES

As irmãs da enfermaria pediátrica, muitas vezes com razão, queixam-se da falta de interesse demonstrada pela equipe médica júnior ou estudantes nas fezes. É possível fazer uma pergunta a respeito de como alguns médicos sabem o que são fezes anormais, já que sabem muito pouco sobre o que é normal. Mesmo quando apresentadas adequadamente embrulhadas em filme transparente e devidamente perfumadas, as fezes são examinadas ou observadas a contragosto e com pressa e aversão.

Quais são a frequência, consistência, cor e odor normais das fezes? Isso é determinado pelo conteúdo e o padrão da alimentação. A irmã experiente da enfermaria sabe, é claro, que certas condições podem exibir fezes características e reconhecíveis imediatamente. Embora as descrições dadas a seguir sejam exemplos "clássicos" de certas patologias, padrões reconhecíveis na passagem das fezes e aparência das fezes entre as crianças podem direcioná-los para

9 EXAME DAS ELIMINAÇÕES

um caminho diagnóstico adequado. Quando se trata da inspeção clínica das fezes das crianças, escute atentamente a descrição da mãe e a interpretação da irmã da ala. Lembre-se também de que as fezes podem ser aparentemente 'normais' na doença celíaca ou fibrose cística comprovada.

Fezes de amamentação. São macias, de cor amarela brilhante (como ovos mexidos) e têm um odor ácido perfumado. A frequência pode variar de três a seis vezes por dia. O volume é geralmente menor do que o das fezes de fórmulas.

As fezes de alimentação com fórmulas geralmente são mais formadas do que as fezes de amamentação, variam de marrom a amarelado e até um verde poeirento. Algumas marcas de fórmulas produzem fezes características.

Atualmente, as *fezes de fome* não costumam ser vistas nos países ocidentais. Elas são tradicionalmente descritas como semelhantes ao espinafre, verdes, soltas.

Doença celíaca. As fezes típicas são grandes, pálidas, volumosas e fétidas. Um padrão de fezes normal, ou mesmo constipação, não exclui a doença celíaca.

Fibrose cística. As fezes são volumosas, gordurosas e singularmente fétidas. Mas todas as fezes não são intrinsecamente mal cheirosas? Certamente. A mãe de uma criança recentemente diagnosticada com fibrose cística nos informou: "Você precisa de uma máscara contra gases para trocá-lo".

Diarreia de 1 a 3 anos (intestino irritável na infância). As fezes são frequentes (três a cinco por dia), desordenadas ("escorrem pela perna, doutor"), marrons, mucosas e contêm matéria vegetal (especialmente ervilhas, cenouras, milho e tomates). Os norte-americanos apropriadamente a chamam de "síndrome das ervilhas e cenouras".

Intolerância ao dissacarídeo. Fezes frequentes, aquosas e ácidas ("elas queimam o bumbum dele") geralmente associadas à eliminação de flatos.

Gastroenterite aguda. Fezes aquosas, verdes, frequentes, fétidas e malformadas. A diarreia com sangue pode sugerir uma etiologia de *Escherichia coli, Salmonella* ou *Shigella*. Diz-se que as fezes da gastroenterite por rotavírus cheiram a feno recém-cortado. Elas podem conter material semelhante a sementes.

Doença hepática. As fezes podem ser pálidas.

Intussuscepção. As fezes clássicas são descritas como sendo "como geleia de groselha vermelha". Elas ocorrem tardiamente na intussuscepção. Os primeiros sintomas importantes são dor, palidez e choque aparente.

Ferro. Pode escurecer as fezes.

Rifampicina. Pode manchar as fezes de uma cor laranja.

Vermes. Filiformes, lombrigas, tênias e nematoides podem ser vistos em fezes recém-eliminadas. Em conclusão, avaliar as fezes é importante para determinar a causa de doenças diarreicas agudas e crônicas em crianças. O início da gastroenterologia pediátrica é fazer o exame de fezes.

PRESTE ATENÇÃO NA URINA

A inspeção do escarro, vômito ou fezes pode ser ignorada pelos alunos (por sua conta e risco), mas o exame da urina não (Fig. 9.1). A urina precisa ser inspecionada, ocasionalmente cheirada, "examinada em fita" e submetida à microscopia de luz. Está além do escopo deste livro discutir as causas da hematúria, ou urina vermelha ("fita de Haemastix negativa") ou da leucocitúria. Mas insistimos que os alunos saibam como interpretar a análise rotineira da "fita" para proteínas, sangue, cetonas, etc., como reconhecer células vermelhas e brancas na urina não-centrifugada e não corada, e como identificar cilindros. Métodos para coleta de urina são descritos na Tabela 9.1.

Na porta da sala lateral de uma unidade pediátrica em Londres, era possível ler este aviso: "Richard Bright se omitiu de examinar a urina com um microscópio – você pode fazer melhor". (Richard Bright descreveu a glomerulonefrite em 1850, mas evitou o microscópio).

9 EXAME DAS ELIMINAÇÕES

Tabela 9.1 Coleta de urina		
Idade	**Métodos**	**Observações**
Lactente	Coleta limpa	Melhor; requer paciência
Lactente	Massagem da bexiga	Ver página 59
Lactente	Percussão da bexiga	Às vezes funciona
Bebê, criança de 1 a 3 anos	Bolsa	Remova rapidamente, evite a contaminação
Criança de 1 a 3 anos	De pé no banho	Modo útil de obter MSU
Criança treinada para usar o banheiro	MSU clássica	Melhor
Qualquer	Cateter	Raramente necessário
Lactente	Punção da bexiga	Agudamente doente; MSU falho, raramente necessário
Qualquer	Torneira aberta, água fria	Frequentemente funciona!
MSU, jato médio urinário.		

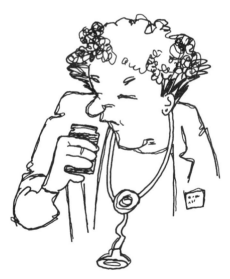

Fig. 9.1 A urina precisa ser inspecionada.

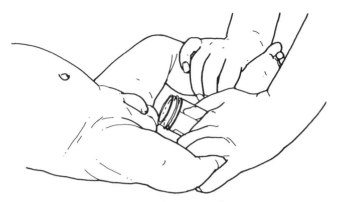

Fig. 9.2 Esperando uma urina limpa.

A cor e a concentração da urina podem ser inspecionadas. Urina laranja é provocada pela icterícia e pela rifampicina. O primeiro sinal de glomerulonefrite aguda pode ser a eliminação de urina vermelha, escura, cor de chá ou refrigerante de cola. A urina aquosa diluída pode ser vista em diabetes insípido (central ou nefrogênico) e em estados de polidpsia A espuma urinária contendo albumina foi notada pela primeira vez em tempos hipocráticos.

A presença de cilindros granulares ou vermelhos na urina é patognomônica da glomerulonefrite aguda. Cilindros devem ser procurados em qualquer criança com hematúria aguda. Com um pouco de instrução e muita observação, é possível reconhecer glóbulos vermelhos, glóbulos brancos e bactérias na urina não corada. O tempo gasto olhando pela lente do microscópio será recompensado na prática. Cilindros hialinos são um achado normal.

A turvação da urina é um achado comum e pode refletir a presença de produtos químicos dissolvidos (uratos, fosfatos) ou de leucócitos. Os uratos dissolvidos precipitarão em repouso e o sedimento terá frequentemente um tom rosado; este é um achado normal (Tabela 9.2). A presença de leucocitúria sugere infecção do trato urinário.

9 EXAME DAS ELIMINAÇÕES

Pode-se ocasionalmente ver cistos de vermes filiformes na urina fresca.

Cores da urina	
Vermelha	= hematúria
Vermelha (*haemastix* negativo)	= hemoglobinúria, beterraba, corantes de fenolftaleína
Roxa	= porfiria (muito raro!)
Laranja	= icterícia ou rifampicina
Branca	= quilúria
Cor de coca-cola	= glomerulonefrite (geralmente)
Azul	= azul de metileno; usado para tratar meta-hemoglobinemia
Aquosa	= polidipsia, seja psicogênica ou devida a diabetes insípido
Rosa	= presença de uratos
Negra	= alcaptonúria (muito rara)

Tabela 9.2 Análise de urina		
	Provavelmente não infectado	Provavelmente infectado
Transparência	Clara	Turva
Leucócitos	0	+
Sangue	0	+
Proteína	0	+
Leucostix	−	+

234

10 Usando seus sentidos

Uma cacofonia de choros 235	O toque diagnóstico 239
Um senso de diagnóstico 238	A última palavra 239

UMA CACOFONIA DE CHOROS

Mas o que sou
Uma criança chorando na noite
Uma criança clamando pela luz
E sem linguagem além de um grito

Tennyson

Provavelmente, o choro mais importante, apreciado e muito aguardado que uma criança produzirá em sua vida é o primeiro grito de exclamação que ela dá ao emergir, aliviada, do canal do parto.

A capacidade da criança de se expressar é muito limitada, especialmente nos primeiros dias e meses. Os mesmos sintomas – má alimentação, letargia, vômito, febre – podem sinalizar muitas infecções ou doenças iminentes diferentes. Assim sendo, seu choro é de importância crucial como meio de comunicação. Seu choro pode estar tentando lhe dizer alguma coisa.

10 USANDO SEUS SENTIDOS

As mães logo aprendem a conhecer a coleção de choros "normais" de seu bebê, significando fome, gases, fraldas molhadas, sujas ou solidão. Os estudantes também precisam abrir os ouvidos e ouvir (Fig. 10.1).

Um curto período de cuidados – alimentação, trocas de fraldas, observação de bebês – é de considerável valor para todos os estudantes durante o curso de pediatria. Não se pode dizer com frequência demasiada – você não reconhecerá prontamente o anormal a menos que esteja familiarizado com o normal.

Desejamos nos referir brevemente a:

- Choros de dor.
- Choros de certas doenças.
- Choros de algumas condições.

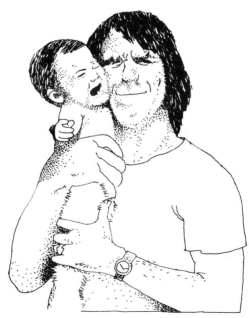

Fig. 10.1 O bebê que chora pode estar tentando lhe dizer alguma coisa.

Choros de dor

Provavelmente, o choro mais importante a se reconhecer é o da dor na infância. O choro mais alarmante é aquele ouvido em associação com meningite, encefalite ou pressão intracraniana aumentada por qualquer causa. As mães geralmente o descrevem como agudo, estridente, um "berreiro" ou penetrante (Fig. 10.2). Sempre tome nota da mãe que diz: "Seu choro mudou, está diferente". Além do choro específico, os bebês com lesões intracranianas podem ser difíceis de consolar. O choro que acompanha espasmos infantis pode ser curto, cortante, agudo e não é raro que se pense que seja em decorrência de uma "cólica". Não é incomum que um choro acompanhe uma crise epiléptica.

Em suma, o choro de dor é diferente do choro habitual do bebê e a mãe geralmente detecta esse chamado. Então, escute-a.

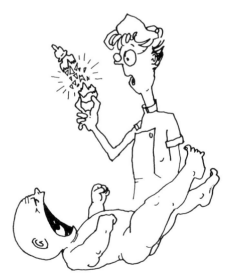

Fig. 10.2 Choro infantil.

Choros de doença

O choro da difteria aguda é rouco. A tosse na difteria lembra o latido de uma foca (leão-marinho). O choro da broncopneumonia aguda pode ser fraco e gemente. O choro da criança com intussuscepção aguda pode ser súbito e gemente. A criança gravemente doente tem um choro fraco e choramingado.

Choros característicos

Choros característicos são descritos em certas condições. O hipotireoidismo congênito (espero que em breve essa seja uma condição obsoleta com a extensão da triagem) está associado a um choro rouco e grave. Uma vez ouvido, o gemido extraordinário da síndrome de *cri-du-chat* nunca é esquecido. O choro cacarejado pode indicar laringomalácia ou outra lesão laríngea.

Todos os bebês choram. É normal chorar. Não se esqueça do bebê que "nunca chora" – ele não é normal; pode-se suspeitar de atraso no desenvolvimento com essa descrição.

UM SENSO DE DIAGNÓSTICO

A maioria de nós é bem treinada no uso de nossos olhos, mãos e ouvidos para auxiliar no diagnóstico, mas muitas vezes não qualificados nos dois sentidos restantes, aqueles do paladar e olfato. Alguns breves exemplos:

- Fenilcetonúria – cheiro "de rato" da urina.
- Cetoacidose diabética – acetona na respiração.
- Doença da urina do xarope de bordo – cheiro de seiva de bordo fresca da urina.
- Urina com odor de peixe – infecção por *Proteus.*
- Gosto salgado ao beijar - pode sugerir fibrose cística.

USANDO SEUS SENTIDOS **10**

O TOQUE DIAGNÓSTICO

Em várias partes deste texto, enfatizamos a importância da inspeção e palpação no exame físico pediátrico.

Ensine a parte de trás ou borda ulnar da sua mão a detectar mudanças na temperatura. Sempre apalpe *rush* cutâneos (veja a p. 147). Permita que suas polpas digitais tenham a experiência de palpar pequenos pulsos na cabeça, nas mãos e nos pés das crianças.

A ÚLTIMA PALAVRA

Este texto terá falhado em seus objetivos primários se os estudantes apenas lerem e não aplicarem os princípios. É muito difícil aprender a dirigir um carro ou operar um computador somente a partir do manual. Então, vá até lá e examine tantas crianças quantas lhe permitirem!

11

Dicas e tópicos pediátricos

Resultados normais 242
Ferramentas do ofício 242
Truques do ofício 243

Sinais de alerta biológicos 244
Curiosidades clínicas 245
Regras de ouro 246
Mitos maternos 247
Acrônimos acrimoniosos 247

Epônimos de A-Z 248

Sinais de alerta: Lesões não acidentais? 252
Mnemônicos memoráveis 253
Gráficos genéticos 256

Crescimento dos distúrbios/doenças 256
"A criança é o pai do homem" 258

Dicas para a prova de pediatria 259
Habilidades clínicas essenciais 261
Coisas a serem vistas e entendidas por estudantes de graduação 265
Questionário clínico 267
'Sabedorias' das crianças 268
Sinônimos e gírias pediátricos 269
As crianças são diferentes 270
Fatos fisiológicos: você sabia que ... 270
Com que idade pode uma criança ... 272
Algumas traduções latinas 274
Uma questão de cincos 274
Questões de múltipla escolha (QMEs) – melhor de cinco 275
Questões de múltipla escolha (QMEs) – verdadeiro/falso 280

241

RESULTADOS NORMAIS

- Telangiectasia (nevos de aranha) nas mãos ou no rosto das crianças. De uma a três telangiectasias é um achado frequente em escolares.
- Manchas *café com leite* – algumas espalhadas. Mais de seis maiores que 1,5 cm de diâmetro são sugestivas de neurofibromatose.
- Linfonodos – nódulos pequenos e dispersos (consulte a p. 131).
- Sopros inocentes (fluxo fisiológico). Muito comum.
- Marcas de bico de cegonha (hemangiomas capilares) na testa e na nuca.
- Pérolas de Epstein (epiteliais) no céu da boca.
- Discreto edema das mamas em bebês do sexo masculino e feminino.
- Depressões e covinhas sacrococcígeas.
- Manchas mongólicas azuis em bebês africanos/asiáticos e em bebês de parentesco misto.
- Arritmia sinusal.
- Respiração periódica (em recém-nascidos prematuros, mas *não* na primeira infância).
- Acrocianose (cianose periférica) no recém-nascido.
- Contusões na testa em crianças que adquiriram recentemente a habilidade de caminhar.
- Pernas levemente arqueadas em crianças pequenas.
- Contusões (até 10-20) nos joelhos e canelas de crianças ativas e pré-escolares.
- Escleras azuis em bebês.
- Prega palmar transversa única – em até 5% das crianças.

FERRAMENTAS DO OFÍCIO

1. Estetoscópio, de preferência com sino 'pediátrico' e diafragma.
2. Fita métrica, de preferência de aço ou descartável. Fitas plásticas podem esticar se forem fervidas.
3. Gráficos apropriados para meninos e meninas de diferentes idades.
4. Esfigmomanômetro – com uma seleção de larguras de braçadeiras.

DICAS E TÓPICOS PEDIÁTRICOS 11

5. Otoscópio com auriculares de tamanho variável. Use o maior auricular que se encaixa confortavelmente. Um pedaço de tubo de borracha para sucção pode ser útil.
6. Uma boa fonte de luz para examinar a garganta.
7. Um oftalmoscópio. Lembre-se de que as crianças não gostam de luzes brilhantes direcionadas aos seus olhos. Mantenha a intensidade da luz baixa.
8. Um lápis e papel – para permitir que a criança escreva ou desenhe enquanto você estiver conversando com a mãe dela.
9. Uma seleção de livros ilustrados e de leitura (p. ex., da série "Joaninha").
10. Alguns brinquedos.
11. Alguns blocos de montar.
12. Um espelho.
13. Um chocalho.
14. Um sino.
15. Lupa para observar lesões na pele.

Além disso (se possível) "aquele tipo de sorriso radiante no qual as crianças poderiam aquecer as mãos" (JM Barrie).

Alguns departamentos de saúde infantil terão simuladores, nos quais experiência e prática úteis podem ser obtidas sem angustiar ou prejudicar ninguém. Alguns exemplos:

1. Baby Hippy, Medical Plastics, Chicago.
2. Resusci Baby, Laerdal, Norway.
3. Ophthalmoscopy mannequin (Manequim de oftalmoscopia), Ophthalmic Development Lab., Iowa, USA.

TRUQUES DO OFÍCIO

1. Ouvir o nariz com um estetoscópio (consulte a pág. 136).
2. Técnicas de distração (consulte as págs. 37-38).
3. O uso dos polegares para apalpar os pulsos é permissível (mas não desejável). Alguns podem ser mais capazes de fixar e palpar os pulsos femorais do bebê que se contorce com os polegares do que com as polpas dos dedos.

243

11 DICAS E TÓPICOS PEDIÁTRICOS

4. Palpar "com a mão da criança" ao avaliar dor ou sensibilidade abdominal (consulte a pág. 43).
5. Uso do estetoscópio para avaliar 'sensibilidade' abdominal duvidosa (consulte as págs. 42, 44).
6. É melhor segurar o otoscópio como se segura uma caneta – é menos provável que você machuque a criança (consulte as págs. 134, 135).
7. Uso do otoscópio para examinar nariz (para corpos estranhos).
8. Para fazer um recém-nascido abrir os olhos, segure-o na posição vertical ou dê a ele algo para sugar (consulte a pág. 192). Não tente apertar os olhos – isso simplesmente não funciona.
9. Ao avaliar a plagiocefalia (crânio paralelogramo), coloque um dedo em cada canal auditivo e compare suas posições relativas (consulte as págs. 54–55).
10. Peça que as crianças apontem para o local da dor (consulte as págs. 41, 42).
11. Ao examinar a garganta, peça à criança para fazer um grande bocejo (consulte a pág. 137).
12. Mantenha crianças em idade pré-escolar e do jardim de infância em pé durante o máximo possível do exame – elas se sentem muito menos ameaçadas.
13. Elogie as crianças sobre como elas são boas, um belo vestido ou camisa, ou diga a ele que ele é o chefe de sua família.
14. Crie um relacionamento conversando em nível infantil ou falando de seu programa de televisão favorito (p. ex., *Teletubbies*).
15. Em caso de dúvida sobre os testículos que não desceram, examine a criança enquanto ela estiver agachada (consulte a págs. 124, 125).

SINAIS DE ALERTA BIOLÓGICOS

- O bebê que adora (e lambe) sal – tem um estado de perda de sal, por exemplo, fibrose cística ou tubulopatia?
- A criança joga fora pão e biscoitos. Isso poderia sugerir uma doença celíaca?
- A criança odeia refrigerantes e doces. Você deve considerar a deficiência de sacarase-isomaltase?

DICAS E TÓPICOS PEDIÁTRICOS **11**

- A criança que bebe *qualquer coisa* – pode ter diabetes insípido verdadeiro. Além disso, geralmente acorda à noite em busca de bebidas.
- A criança que se opõe à ingestão de leite – pense em intolerância à lactose ou alergia ao leite.
- A criança que se deita. Ele está doente. As crianças doentes são como animais – deitam-se quando estão doentes (sem ter de ser instruídas a fazê-lo) e levantam-se quando melhoram.
- A recusa ou falta de vontade de mover um membro geralmente sugere algo sério – uma fratura ou osteomielite, por exemplo.
- Crianças com insuficiência renal crônica geralmente preferem água, em vez de leite ou bebidas doces.
- A criança come bem, mas mesmo assim não cresce. Considere um estado de má absorção, como a fibrose cística.
- A criança para quem o exercício de qualquer tipo resulta em tosse ou falta de ar. Isso é quase diagnóstico de asma brônquica.

CURIOSIDADES CLÍNICAS

1. *A saudação alérgica.* Crianças com rinite alérgica frequentemente esfregam vigorosamente o nariz com a palma da mão.
2. *"Parafusar".* Bebês agitados ou contrariados têm o hábito característico de girar as mãos em um movimento de parafusar.
3. *Bocejar.* No recém-nascido pode ser indicativo de atividade convulsiva.
4. "*Som de pote rachado*" é o som obtido ao percussionar o crânio em bebês com pressão intracraniana elevada.
5. *Corpos estranhos* podem acabar nas narinas, orelhas, vaginas, bem como em estômagos e tórax.
6. Nós aprendemos a respeitar dois sintomas em bebês e crianças pequenas – *claudicar e torcicolo*. Considerando que a claudicação tem muitas causas, a forma persistente é uma apresentação bem reconhecida da leucemia aguda. A inclinação aguda da cabeça é incomum na primeira infância – considerar tumor da fossa posterior na ausência de outra explicação.

11 DICAS E TÓPICOS PEDIÁTRICOS

7. A maioria dos *episódios de "prender a respiração"* termina espontaneamente. Alguns podem, no entanto, progredir para "síncope pálida" (um episódio vasovagal) ou mesmo para 'crises convulsivas anóxicas.

8. Estalar os lábios e movimentos de pedalar dos membros inferiores são involuntários nas primeiras 48 horas de vida e estão associados à encefalopatia por asfixia.

9. Síndrome de Sandifer: arqueamento, posturas, movimentos distônicos aparentes que ocorrem em crianças com esofagite de refluxo. Os movimentos ocorrem depois de comer e podem ser confundidos com convulsões.

10. Como você pode reconhecer o adulto que foi amamentado? Sinta a ponta do nariz dele. Nos amamentados, os efeitos físicos da pressão da mama resultam na separação das duas cartilagens nasais. Em crianças alimentadas com mamadeira, as cartilagens nasais se unem e se apresentam no adulto como um único contorno.

11. Crianças com doenças crônicas têm cílios longos e viçosos.

REGRAS DE OURO

- Nem tudo o que sibila é asma, mas geralmente é quando recorrente.
- Nem tudo o que guincha é coqueluche, mas a maioria é. O adenovírus e a parapertússis podem produzir um guincho.
- Quanto mais disseminada a dor, menor a probabilidade de ser orgânica.
- Uma criança que continua a se alimentar pode estar doente, mas não seriamente.
- Infecções virais tendem a se espalhar (orelhas, garganta, pele, como, por exemplo, sarampo), enquanto infecções bacterianas tendem a se localizar (um ouvido, lobo do pulmão, abscesso) – Lei de Lightwood.
- O dever primário do médico de qualquer hospital infantil é dar alta às crianças.
- A mãe está certa até prova em contrário.
- Uma das principais funções das amígdalas é infectar-se.

DICAS E TÓPICOS PEDIÁTRICOS **11**

- A inspeção pode ser mais bem considerada como observação.
- Se você encontrar uma grande má-formação, procure por outras: as más-formações tendem a ser múltiplas.
- Os estudantes não devem ser especialistas em sistemas.
- Crianças realmente doentes não sorriem.
- Crianças gravemente doentes ficam absolutamente imóveis.
- Extremidades frias são um sinal de doença grave, talvez um choque hipovolêmico iminente.

MITOS MATERNOS

Enquanto estamos continuamente impressionados com a correção dos instintos maternais, existem certos mitos que as mães persistem em perpetrar. Abaixo estão alguns exemplos que os alunos podem conhecer – tente compilar sua própria lista com seus clientes.

1. Inserir o dedo no nariz está associado a vermes intestinais.
2. Os laxantes "eliminarão a maldade das crianças".
3. Enfaixamento, restrições e mercurocromo vão curar o hábito de chupar os dedos.
4. Crianças molham a cama por causa de vermes (raramente é verdade).
5. Moedas de cobre curam hérnias umbilicais (elas se resolvem sozinhas).
6. O leite de cabra é bom para eczemas.
7. Bebês amamentados nunca são obesos (pergunte a um estudante de arte medieval – há muitos querubins rechonchudos).
8. A cárie em dentes decíduos não importa (a "gulodice" continua!).
9. A dentição provoca convulsões (a dentição produz dentes).
10. Aprender a andar precocemente produz pernas arqueadas.
11. Sementes de laranja alojam-se no apêndice.

ACRÔNIMOS ACRIMONIOSOS

TORCH = toxoplasmose, outros, rubéola, citomegalovírus, herpes
DTN = defeito do tubo neural
LCQ = luxação congênita dos quadris

11 DICAS E TÓPICOS PEDIÁTRICOS

DCC	= doença cardíaca congênita
CAE	= "criança de aparência estranha"; um termo que é melhor evitar
SDRI	= síndrome do desconforto respiratório idiopático
BPN	= baixo peso ao nascer
MBPN	= muito baixo peso ao nascer
PIG	= pequeno para a idade gestacional (às vezes chamado de "leve para a idade", ou 'pequeno para a idade')
IMD	= infante de mãe diabética
HIV	= hemorragia intraventricular
CPAP	= pressão positiva contínua nas vias aéreas
PEEP	= pressão expiratória final positiva
VPPI	= ventilação por pressão positiva intermitente
ECN	= enterocolite necrosante
CFP	= circulação fetal persistente
DBP	= displasia broncopulmonar
FRL	= fibroplasia retrolental
TTRN	= taquipneia transitória do recém-nascido
DATVP	= drenagem anômala total das veias pulmonares
IGZ	= imunoglobulina zoster
DTP	= difteria, tétano, pertússis (também chamado de "antígeno triplo")
SAF	= síndrome alcoólica fetal

Nós todos usamos abreviações. Não salpique suas anotações ou seu exame com muitas delas. Lembre-se de que IM pode significar infarto do miocárdio, incompetência mitral, intramuscular ou instituto de meteorologia.

EPÔNIMOS DE A-Z

Síndrome de Alport	= nefrite congênita e surdez
Síndrome de Apert	= acrocefalia e sindactilia
Malformação de Arnold–Chiari	= deslocamento da medula e do cerebelo para o canal vertebral

248

DICAS E TÓPICOS PEDIÁTRICOS 11

Manobra de **B**arlow	= técnica de exame para luxação congênita do quadril
Corpos de **B**arr	= massa de cromatina em núcleos de células
Síndrome de **B**eckwith-Wiede-mann	= língua aumentada, vísceras aumentadas, gigantismo
Doença de **B**erger	= nefropatia por IgA
Doença de **B**right (obsoleta)	= glomerulonefrite pós-estreptocócica
Síndrome de **B**lackfan-Diamond	= aplasia congênita pura das células vermelhas
Doença de **C**affey	= hiperostose cortical infantil
Síndrome de **C**ornelia de Lange	= retardo mental e físico, fácies típica
Síndrome de **C**rigler-Najjar	= deficiência rara da glicuronil transferase
Má-formação de **D**andy-Walker	= atresia do forame de Magendie e Luschka
Síndrome de **D**i George	= aplasia congênita do timo
Critérios de **D**uckett-Jones	= critérios para diagnóstico de febre reumática
Pérolas de **E**pstein	= pérolas epiteliais no céu da boca
Paralisia de **E**rb	= tipo de paralisia braquial do braço
Tetralogia de **F**allot	= defeito do septo ventricular, estenose pulmonar, hipertrofia ventricular direita, aorta que se sobrepõe ao defeito septal ventricular
Anemia de **F**anconi	= anemia aplástica congênita
Síndrome de **F**anconi (também conhecida como Sindrome de Toni-Debré-Fanconi)	= fosfatúria, glicosúria, aminoacidúria, vazamento tubular proximal

249

11 DICAS E TÓPICOS PEDIÁTRICOS

Síndrome de **G**ilbert	= hiperbilirrubinemia não conjugada persistente
Síndrome de **G**uillain-Barré	= polineurite ascendente
Doença de **H**and-Schüller-Christian	= uma forma de histiocitose com diabetes insípido e lesões ósseas
Síndrome de **H**enoch-Schönlein	= vasculite, artrite, nefrite, dor abdominal
Doença de **H**irschsprung	= aganglionose colônica
Erupção variceliforme de **K**aposi	= lesões cutâneas herpéticas em crianças eczematosas
Doença de **K**awasaki	= síndrome do linfonodo mucocutâneo
Síndrome de **K**linefelter	= Fenótipo associado ao genótipo XXY
Manchas de **K**oplik	= manchas brancas na mucosa bucal no pródromo do sarampo
Síndrome de **L**aurence-Moon-Biedl	= polidactilia, obesidade, retardo mental
Síndrome de **L**ouis-Bar	= ataxia telangiectasia
Síndrome de **L**owe	= síndrome oculocerebrorrenal
Síndrome de **M**arfan	= luxação de cristalino, estatura alta, parede aórtica "fraca"
Divertículo de **M**eckel	= mucosa gástrica ectópica aberrante
Prega de **M**organ-Dennie	= dobra infraorbital dupla em crianças eczematosas
Síndrome de **N**oonan	= fenótipo XO no sexo masculino, estenose pulmonar
Teste de **O**rtolani	= para luxação congênita do quadril
Fácies de **P**otter	= fácies "amassadas" em recém-nascidos, associadas a oligoidrâmnio

DICAS E TÓPICOS PEDIÁTRICOS **11**

Síndrome de **R**eye	= encefalopatia aguda e insuficiência hepática
Doença de **R**itter	= síndrome da pele escaldada
Síndrome de **R**ussell-Silver	= fácies triangulares, baixa estatura, assimetria corporal
Deformidade de **S**prengel	= deslocamento ascendente congênito da escápula
Síndrome de **T**reacher Collins	= disostose mandibulofacial
Doença de **V**on Gierke (obsoleta)	= doença do armazenamento de glicogênio
Doença de **V**on Recklinghausen (obsoleta)	= doença de neurofibromatose
Doença de **V**on Willebrand (obsoleta)	= deficiência de fator VIII
Tumor de **W**ilms	= nefroblastoma
Síndrome de **Z**ellweger	= síndrome cérebro-hepatorrenal

A lista acima não é exaustiva. Os epônimos são entidades mal utilizadas e devem ser descartadas quando a verdadeira natureza da entidade ou da síndrome descrita se tornar clara. Felizmente, encerramos nossa lista com exemplos de epônimos obsoletos. Por mais que todos nós gostaríamos de ter uma síndrome eponímica memorável, crianças assim chamadas se beneficiam quando a síndrome é desvendada e seus componentes elucidados. Lembre-se de que o que os médicos de hoje rotulam como, por exemplo, síndrome de Henoch-Schönlein, pode não se parecer com o que os bons médicos alemães descreveram há um século.

Há uma certa mística sobre síndromes e médicos de nomes nobres, que não conseguiram impressionar Matthew Arnold, que escreveu o seguinte:

Nem traga para me observar enquanto deixo de viver,
Algum médico cheio de frase e fama,
Para balançar sua cabeça sapiente e dar
Ao homem doente que não pode curar – um nome.

251

11 DICAS E TÓPICOS PEDIÁTRICOS

As síndromes eponímicas podem ser descritas como uma coleção batizada de sinais e sintomas que estão aguardando confirmação.

Dublin abandonou a doença de Graves em favor da tireotoxicose, o Guy's Hospital permitiu que a glomerulonefrite substituísse a doença de Bright e o pulso de Corrigan entrou em colapso irrevogável.

SINAIS DE ALERTA: LESÕES NÃO ACIDENTAIS?

A lista abaixo é uma seleção de sinais físicos que podem ser sugestivos de lesões infligidas em vez de lesões acidentais:

- Frênulo rasgado em bebês alimentados com mamadeira.
- Olhos roxos em bebês.
- Marcas de dedos nas bochechas.
- Petéquias no ouvido externo.
- Marcas de arranhões.
- Impressões de dentes em qualquer lugar.
- Queimaduras perfurantes (cigarros?).
- Contusões em locais não traumáticos.
- Hemorragias da retina.
- Hematomas perivaginais.
- Contusões de idades variadas.

Além disso, o observador experiente pode reconhecer como sendo sinais de alerta:

- "Vigilância congelada" (um olhar frio e sem emoção).
- Evitação persistente do olhar.
- Aparência extremamente desleixada.
- Assaduras severas.

Uma anotação adequada é imperativa em lesões não acidentais. As marcas, contusões ou ferimentos devem ser descritos, desenhados e, se possível, fotografados. A evidência acumulada será muito importante na verificação subsequente do caso e em qualquer processo judicial que possa ocorrer. Esforços para identificar a idade das contusões ou ferimentos exigem uma experiência considerável e experiência clínica.

DICAS E TÓPICOS PEDIÁTRICOS **11**

MNEMÔNICOS MEMORÁVEIS

Existem muitos mnemônicos memoráveis na medicina. Eles são frequentemente transmitidos pelos estudantes de geração em geração. Alguns coletam e guardam mnemônicos, outros os detestam. Alguns alunos compõem os seus próprios. Se nossas memórias nos servirem corretamente, mnemônicos memoráveis podem ser úteis no estresse dos exames.

Aqui estão alguns exemplos simples. Alguns são velhos favoritos, alguns foram sugeridos por nossos alunos, e alguns são nossas próprias criações. Gostaríamos de receber bons exemplos de outras fontes.

1. *Gatilhos da asma infantil = ASTHMA.*
   A = alergia (ácaros, pólen, pêlos).
   S = *sport* (esportes, exercícios, jogos).
   T = temperatura (tempo frio, úmido e ventoso).
   H = hereditariedade (tendência familiar à asma; lócus gênico).
   M = microbiologia (vírus, micoplasma, etc.).
   A = ansiedade (estresse, preocupações).
2. *Avaliação da gravidade da asma - 6 Ss*
   School (Escola) – quanto perdeu?
   Sono – quanto desconforto?
   Sport (Esporte) – quão capaz? Optando por sair?
   Social (Atividade) – quanta interferência?
   Sintomas (Cartão de pontuação) – quão grave?
   Steroid (Esteroides) – precisa tomar remédio?
3. *Os 6 Is do eczema*
   I para coceira (itch) (anti-histamínicos, etc.).
   I para ictiose (emolientes, etc.).
   I para inflamação (esteroides tópicos).
   I para infecção (antibióticos).
   I para irritabilidade (por causa do acima citado).
   I para autoimagem (apoio psicológico).
4. *5 Ds para epiglotite (supraglotite).*
   Drooling (Babar).

253

11 DICAS E TÓPICOS PEDIÁTRICOS

Disfagia.

Disfonia.

Dispneia.

Distress (Aflição).

Um último, temido, mas possível 'D' na epiglotite é a morte (**d**eath).

5. *Causas da esplenomegalia = SPLEEN*

Sequestro (de eritrócitos em anemias hemolíticas).

Proliferação (infecções virais, etc.).

Lipídios, depósito de (Gaucher, etc.).

Engorgitamento (hipertensão portal).

Endowment (Legado) (hemangiomas, cistos).

INvasão (malignidades).

6. *A febre reumática tem vários números cinco*

5 critérios principais:

cardite

artrite

coreia

nódulos subcutâneos

eritema marginado

5 critérios menores:

intervalo PR prolongado

histórico pregresso de febre reumática

artralgia

testes laboratoriais positivos (velocidade de hemossedimentação [VHS]), titulação de antiestreptolisina [ASO], etc.)

febre

Afeta a idade de 5 a 15 anos, principalmente. Mais comum abaixo da latitude 50°N e 50°S. Pelo menos 5 anos de profilaxia para cardite.

7. *EP = estenose pilórica*

VP = vômito em jato

PV = peristaltismo visível

TP = Tumor palpável

PS = exame positivo (ultrassom)

PR = piloromiotomia de Ramstedt

DICAS E TÓPICOS PEDIÁTRICOS **11**

8. *Por que as circuncisões são realizadas: 6 Ms*
   Moisés (religião judaica)
   Maomé (muçulmanos)
   Mãe quer
   Monetárias, razões
   Mitos
   Médicas, razões (fimose, parafimose)
9. *ABC da hematúria*
   Anatomia (cistos, etc.)
   Bexiga (cistite)
   Câncer (tumor de Wilms)
   Drogas (ciclofosfamida)
   Exercícios
   Fictícias (Munchausen por aproximação)
   Glomerulonefrite (cilindros+)
   Hematologia (distúrbio hemorrágico, falciforme)
   Infecção (infecção do trato urinário (ITU))
   InJuria física (trauma, lesão)
   Kidney stones (Cálculos urinários) (hipercalciúria)
   Na realidade e no *ranking*, as principais causas nas crianças são:
   Infecção (ITU)
   Inflamação (glomerulonefrite)
   Lesão (trauma)
   Hipercalciúria e cálculos

As outras causas são relativamente raras. Idade, presença ou ausência de dor e sintomas urinários são outros fatores relevantes.

10. *Os três Ps mais importantes em pediatria são, em nossa opinião*:
    Pai e mãe
    Pobreza
    Prevenção
11. *5 As da MBE (medicina baseada em evidências)*
    A pergunta
    Acesse a informação

255

11 DICAS E TÓPICOS PEDIÁTRICOS

Avalie a evidência
Aplique as respostas
Analise o processo
12. *Diarreia com sangue = CESSY*
    Campylobacter
    E. coli
    Salmonella
    Shigella
    Yersinia

Enquanto a maioria dos acadêmicos intelectuais menospreza a aprendizagem mecânica, eles provavelmente a praticaram quando eram estudantes. Sugerimos que a composição da mnemônica pode ser divertida e que, se absorvida de maneira confiável, pode ser lembrada em momentos em que é necessário pensar rapidamente.

GRÁFICOS GENÉTICOS (Fig. 11.1)

Uma boa árvore genealógica, bem desenhada, é a chave para o mapeamento genético. A figura mostra duas linhagens básicas para uma condição recessiva e dominante. Consulte o seu texto pediátrico ou um livro de genética para uma exposição e discussão mais detalhada. Uma genealogia bem desenhada irá melhorar as notas e será muito mais visível e mais disponível do que uma versão escrita. Nós o encorajamos a desenhar árvores genealógicas como parte de sua rotina de coleta do histórico.

"CRESCIMENTO" DE DISTÚRBIOS/DOENÇAS

Um dos prazeres da pediatria é que as crianças tendem a melhorar, apesar de ou em resposta a médicos e medicamentos. Muitas vezes, o trabalho do médico é ajudar crianças e pais a lidar e controlar doenças enquanto a natureza cura.

Você experimentará muitas dessas condições durante seu curso de pediatria. A seguir estão alguns exemplos:

DICAS E TÓPICOS PEDIÁTRICOS

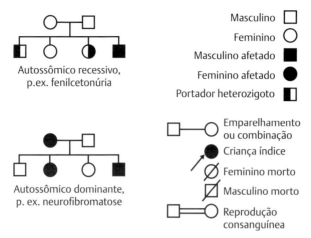

Fig. 11.1 Dois exemplos de árvores genealógicas.

- Asma.
- Eczema.
- Enurese (cerca de 15% entram em remissão anualmente a partir dos 5 anos de idade).
- Baixa estatura constitucional.
- Intolerância a lactose.
- Epilepsia idiopática.
- Síndrome nefrótica de lesão mínima.
- Refluxo gastroesofágico.
- Refluxo vesicoureteral leve a moderado.
- Diarreia infantil ("síndrome das ervilhas e cenouras").
- Pequenos defeitos do septo ventricular.

Sinta-se à vontade para adicionar a esta lista. Contribuições para futuras edições deste texto são sempre bem-vindas. A pergunta: "Escreva um estudo sobre condições da infância que tendem a melhorar espontaneamente com o tempo" seria justa? Para pensadores mais profundos, quais são os mecanismos fisiológicos que regem a remissão espontânea da asma, epilepsia, síndrome nefrótica, *et al.*?

11 DICAS E TÓPICOS PEDIÁTRICOS

"A CRIANÇA É O PAI DO HOMEM"

William Wordsworth (1770–1850)

Há evidências crescentes e aceitação do fato de que muitos tipos de problemas de saúde dos adultos têm sua gênese na infância. Muitos dos fatores envolvidos na hipertensão essencial – ingestão de sal, colesterol, obesidade, estresse, peso corporal, aptidão física – acumulam-se desde a infância e adolescência. Essa noção não é nova, como demonstrarão as citações a seguir.

Nós cavamos nossas sepulturas com nossos dentes.

Existem apenas quatro fases do homem – infância, pré-adolescência, adolescência e obsolescência.

Anon

A infância mostra o homem, Como a manhã mostra o dia.

John Milton (1608–1674)

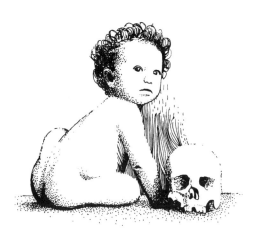

Fig. 11.2 A criança é o pai do homem.

DICAS E TÓPICOS PEDIÁTRICOS **11**

Os adultos são crianças obsoletas.

Dr Seuss (1904–1991)

O que é um adulto? Uma criança ampliada pela idade.

Simone de Beauvoir

Não é fácil endireitar, no carvalho adulto, o galho torto que cresceu na muda.

Provérbio gaélico

Um homem é tão velho quanto suas artérias.

Thomas Sydenham (século XVII)

O destino dos países depende da maneira como eles se alimentam.

Anthelme Brillat-Saverin (século XVIII)

Mal sei se algum argumento é necessário para provar que o futuro de um país deve, sob Deus, ser colocado no caráter e na condição de suas crianças... Do mesmo modo como a muda foi dobrada, ela crescerá.

Lord Shaftesbury (1870)

Dê um pouco de amor a uma criança e você receberá muito em troca.

John Ruskin

Os homens são apenas crianças com um crescimento maior.

John Dryden

DICAS PARA A PROVA DE PEDIATRIA

A avaliação em pediatria atualmente consiste em avaliação durante o curso (contínua) e exame de final de curso. Pode incluir estudos de caso, apresentação de projetos, trabalho escrito, questionário de múltipla escolha, exame clínico objetivo estruturado e oral.

As observações a seguir referem-se ao tipo mais tradicional de exame com um caso longo preparado e um ou mais casos curtos e não preparados. Os examinadores querem saber se você é

259

11 DICAS E TÓPICOS PEDIÁTRICOS

competente e confiante em lidar com crianças. Eles não buscam onisciência – se você não sabe a resposta para alguma coisa, diga, em vez de arriscar fazendo adivinhações.

Algumas regras simples de bom senso para lembrar:

1. Extraia da mãe ou responsável todas as informações que você puder obter. Lembre-se que crianças com patologias crônicas (doenças cardíacas, fibrose cística) podem ser notavelmente informativas. Não dê comida ou doces para a criança sem primeiro consultar a freira ou a enfermeira.

2. Observe a criança durante os primeiros minutos antes de fazer contato físico. Observe quaisquer sinais clínicos que possam ser percebidos relacionados com os sintomas no histórico. Avalie o grau de doença (bem, doente, bastante doente). Comente sobre o *status* de desenvolvimento (estado de alerta, interação social etc.).

3. Acima de tudo, seja gentil com a criança apesar de sua apreensão.

4. Não se esqueça de pesar e medir a criança e traçar gráficos percentis apropriados.

5. Realize um exame sistemático completo, deixando partes possivelmente desagradáveis para o fim.

6. Apresente os fatores relevantes do histórico primeiro. Tente colocar os achados clínicos positivos em ordem de importância. Se você chegou a uma conclusão com a qual se sente à vontade, diga: "Este é Johnny Murphy, de 5 anos de idade, que tem características da síndrome de Down, tem um sopro compatível com defeito do septo ventricular e tem uma cicatriz abdominal consistente com reparação de atresia duodenal".

7. Sugira um diagnóstico diferencial com base em achados clínicos positivos. Se for pressionado para um possível diagnóstico, sempre "apoie o favorito" e procure por condições comuns, evitando condições raras ("chances externas"), a menos que esteja muito certo delas.

8. Não faça seus examinadores trabalharem desnecessariamente – tente liderar a discussão. Se tiver a oportunidade de

DICAS E TÓPICOS PEDIÁTRICOS **11**

reconsiderar suas descobertas, aproveite-a. Os examinadores geralmente estão tentando ajudar, não prejudicar.

9. Relaxe, relaxe se possível. Seus examinadores estão buscando confiança e competência. Se você é bem treinado, você deve ter os dois atributos.

10. Acima de tudo, por favor, não adivinhe, não fabrique, se você não sabe alguma coisa. É melhor admitir: "acho que não sei".

Exame clínico objetivo estruturado (ECOE)

O espaço não permite conselhos detalhados. No entanto, prevalecem as mesmas regras básicas como nos casos curtos:

- Olhe, observe e anote o que está sendo perguntado.
- Estude a erupção cutânea, gráfico de crescimento, carta de referência, radiografia ou o que estiver sendo apresentado a você.
- Pense de modo lógico antes de falar.
- O tempo é essencial, por isso não perca tempo deliberadamente.

As estações de amostragem do ECOE incluirão análise de urina, demonstração da técnica com o inalador, reconhecimento de erupções cutâneas, análise de resultados bioquímicos, etc.

HABILIDADES CLÍNICAS ESSENCIAIS

Nós elaboramos esta lista para nossos próprios alunos de graduação. Esperamos que eles a utilizem como uma lista de verificação durante seu curso clínico pediátrico. Embora possa haver algum desacordo sobre itens individuais em nossa lista, acreditamos que a maioria dos departamentos pediátricos concordará com seu significado e conteúdo gerais. Os alunos precisam distinguir entre as coisas que "precisam saber" e os itens que "é bom saber".

Esperamos que esta lista seja útil e não desanimadora. Nós suspeitamos que ela é muito mais curta e menos assustadora do que a lista de verificação de testes de controle de qualidade aplicada a qualquer novo carro que sai da linha de montagem de automóveis. Requisitos de entrada para a escola de medicina são altos.

261

11 DICAS E TÓPICOS PEDIÁTRICOS

Acreditamos que as habilidades pediátricas na saída devem ser igualmente altas. Espera-se que alunos bem treinados e bem afinados aprimorem suas habilidades e melhorem seus conhecimentos ao longo de suas vidas profissionais.

Habilidades clínicas essenciais para estudantes de graduação

Capacidade de levantar o histórico completo dos pais e das crianças.
Capacidade de realizar um exame clínico completo em lactentes, crianças de 1 a 3 anos e crianças mais velhas.
Reconhecimento da ampla gama de normalidade.
Capacidade de tirar conclusões do histórico e exame com vista ao diagnóstico diferencial, investigação planejada e opções terapêuticas.

1. *Sistema cardiovascular*
   - ☐ Medição da pressão arterial.
   - ☐ Palpação do coração e das principais artérias.
   - ☐ Detecção do aumento ventricular direito e esquerdo.
   - ☐ Palpação de frêmito.
   - ☐ Ausculta das bulhas cardíacas, incluindo bulhas adicionais.
   - ☐ Detecção e descrição de sopros cardíacos significativos.
   - ☐ Detecção de cianose, baqueteamento, policitemia.
   - ☐ Demonstração de características da insuficiência cardíaca congestiva.
   - ☐ Reconhecimento de sopros inocentes.

2. *Sistema respiratório*
   - ☐ Inspeção para detectar sinais de dificuldade respiratória.
   - ☐ Percussão do tórax.
   - ☐ Avaliação de deformidades torácicas.
   - ☐ Ausculta de sons pulmonares normais e ruídos adventícios.

DICAS E TÓPICOS PEDIÁTRICOS 11

☐ Capacidade de detectar e descrever colapso/consolidação significativos, derrame pleural, pneumotórax.

3. *Abdome*
   ☐ Palpação do fígado, baço.
   ☐ Percussão das margens do fígado.
   ☐ Detecção de massas abdominais.
   ☐ Demonstração de ascite.
   ☐ Diferenciação entre distensão abdominal em decorrência de flatulência, líquidos, fezes.
   ☐ Apreciação das aparências penianas e testiculares normais em meninos.
   ☐ Exame para hidrocele, hérnia, testículos que não desceram.
   ☐ Palpação e percussão da bexiga aumentada.

4. *Pele*
   ☐ Reconhecimento de marcas de nascença comuns, incluindo hemangiomas, nevos, etc.
   ☐ Reconhecimento e descrição de *rushs* de eczema, psoríase, impetigo, púrpura.
   ☐ Reconhecimento do exantema de doenças infecciosas comuns, incluindo sarampo, rubéola, varicela, escarlatina.
   ☐ Detecção de icterícia em vários locais.
   ☐ Reconhecimento de vitiligo, manchas café com leite.
   ☐ Demonstração de sinais de desidratação moderada e grave.

5. *Articulações*
   ☐ Capacidade de testar a amplitude de movimento nas principais articulações – punho, cotovelo, ombro, quadril, joelho, tornozelo. Movimentos ativos e passivos.
   ☐ Capacidade de detectar sinais de inflamação das articulações – rubor, calor, dor, edema e limitação funcional.

263

11 DICAS E TÓPICOS PEDIÁTRICOS

6. *Sistema neurológico*
   - □ Uso de martelo de reflexo para demonstrar reflexos profundos no tendão.
   - □ Capacidade de avaliar o meningismo.
   - □ Apreciação do tamanho e da tensão normais e anormais da fontanela.
   - □ Avaliação do tônus, marcha, coordenação, sentidos.
   - □ Campos visuais.
   - □ Detecção de variações no tônus muscular.
   - □ Apreciação dos principais tipos de paralisia cerebral.

7. *Medidas*
   - □ Comprimento e altura.
   - □ Peso.
   - □ Perímetro cefálico.
   - □ Traçar no gráfico de percentis apropriado.
   - □ Estadiamento da puberdade.

8. *Desenvolvimento*
   - □ Avaliação às 6 semanas.
   - □ Avaliação aos 6 meses.
   - □ Avaliação a 1 ano.
   - □ Demonstração de reflexos primitivos – Moro, preensão, sucção, tônico, cervical, etc.
   - □ Avaliação de audição e visão aos 6 meses.
   - □ Apreciação do desvio grosseiro do desenvolvimento normal.

9. *Anormalidade congênita*
   - □ Reconhecimento das principais síndromes, especialmente a síndrome de Down.
   - □ Reconhecimento de grandes más-formações, como mielomeningocele e hidrocefalia.

DICAS E TÓPICOS PEDIÁTRICOS 11

10. *Geral*
    - ☐ Reconhecimento de doença grave aguda.
    - ☐ Avaliação da nutrição, especialmente desnutrição e obesidade.
    - ☐ Determinação da hidratação normal.
    - ☐ Detecção de anemia.
    - ☐ Inspeção de dentes e gengivas para evidenciar cárie e doença gengival.
    - ☐ Reconhecimento de tipos de fissuras labiopalatinas.

11. *Ortopedia*
    - ☐ Teste de luxação congênita do quadril.
    - ☐ Exame do dorso para escoliose.
    - ☐ Teste de Trendelenburg.
    - ☐ Capacidade de medir membros inferiores para avaliar encurtamento verdadeiro e aparente.

12. *Ouvido, nariz e garganta*
    - ☐ Uso de otoscópio.
    - ☐ Exame da laringe e garganta.
    - ☐ Testes de Weber e Rinne.

13. *Oftalmologia*
    - ☐ Exame ocular externo.
    - ☐ Teste das reações das pupilas.
    - ☐ Avaliação dos movimentos oculares.
    - ☐ Desempenho no teste de cobertura.
    - ☐ Oftalmoscopia.

COISAS A SEREM VISTAS E ENTENDIDAS POR ESTUDANTES DE GRADUAÇÃO

O bom aluno é o aluno ativo, envolvido e motivado, que frequenta as enfermarias, está presente no departamento de acidentes e emergências e disposto a auxiliar ou observar na sala de operações. A lista a seguir é apenas para orientação, reconhecendo que

11 DICAS E TÓPICOS PEDIÁTRICOS

unidades pediátricas/hospitais envolverão alunos de graduação em diferentes graus.

A. É importante ver:
- Punção lombar.
- Cateterismo de bexiga.
- Punção de acesso venoso.
- Imunização.
- Coleta de urina na infância.
- Passagem de sonda nasogástrica.

B. É bom ver:
- Reposição hídrica na reanimação.
- Intubação endotraqueal.
- Manejo da cetoacidose diabética.
- Raspagem de lesão da pele na sepse meningocócica.
- Infusão intraóssea.
- Reanimação cardiopulmonar.
- Teste de "picada no calcanhar" (teste de Guthrie/teste do pezinho).
- Eletroencefalografia.
- Ultrassonografia.
- Apendicectomia.
- Redução da intussuscepção com ar.
- Teste de suor.

C. Participe se possível/permitido:
- Conferência sobre casos de abuso infantil.
- *Post-mortem* pediátrico.
- Reunião de equipe multidisciplinar.

266

QUESTIONÁRIO CLÍNICO

1. Descreva as características do baqueteamento digital. Quais são suas causas na infância?
2. O que é arritmia sinusal?
3. Liste seis habilidades adquiridas por uma criança de 12 meses de idade.
4. Descreva *o rush* do eczema atópico.
5. Quais são as características de um sopro inocente/fisiológico/ de fluxo?
6. Dê quatro explicações para uma cabeça grande na infância.
7. O que são (a) coreia, (b) rigidez da roda dentada, (c) anasarca?
8. Clinicamente, como você pode distinguir a laringotraqueobronquite da epiglotite?
9. O que (a) Kernig, (b) Koplik, (c) Korotkoff descreveram?
10. Qual é a fisiologia do agachamento na doença cardíaca cianótica?
11. Por que bebês com dificuldade respiratória gemem?
12. O que são (a) pulso parodoxal, (b) pulso alternante, (c) pulso colapsante?
13. Por que as crianças ficam com a pele moteada quando estão doentes?
14. Qual é o propósito de tremer?
15. Pense em cinco explicações para claudicação aguda em uma criança de 3 anos de idade.
16. Liste cinco causas de meningismo além da meningite.
17. Qual é o ponto de pressão diastólica – fase 4 (abafamento) ou fase 5 (desaparecimento de sons)?
18. Dê quatro causas de sibilo agudo em lactentes
19. Liste 10 padrões sugestivos de lesão não acidental.
20. Cite alguns medicamentos que podem estar associados ao hirsutismo.
21. Em média a criança com 2 anos de idade é um terço, metade ou dois terços da sua altura adulta?
22. Uma única prega palmar transversal é um achado normal?

11 DICAS E TÓPICOS PEDIÁTRICOS

23. A maioria das crianças cuja altura cai abaixo das linhas do terceiro percentil são 'crianças normais pequenas'. Verdadeiro ou falso?
24. Como você distinguiria a polidipsia verdadeira da polidipsia de hábito (compulsiva, psicogênica) em uma criança pré-escolar?
25. O pico de fluxo expiratório das crianças está melhor correlacionado com idade, sexo, altura ou expansão torácica?
26. A pressão sanguínea tende a aumentar ao longo da vida. Isso é 'normal'?
27. O que é um pescoço de touro?
28. O que é uma corcunda de búfalo?
29. A tosse de quem se assemelha ao som de um leão-marinho?
30. O que são ossos wormianos?

Evitamos fornecer respostas para este questionário clínico, preferindo que os estudantes procurem as respostas por si mesmos.

"SABEDORIA" DAS CRIANÇAS

Às vezes, as crianças podem ser surpreendentemente sábias em suas palavras, combinando simplicidade de pensamento e de expressão. Abaixo estão citados alguns exemplos de nossos pacientes ambulatoriais e das coleções de Nanette Newman.

(E se o leite materno viesse em caixinhas?)

Quando você é um bebê, sua mãe o alimenta de seu seio, mas ela só pode fazer leite. Menina,

7 anos de idade

(Uma pequena dama muito moderna?)

Quando eu crescer, vou ter muitos bebês. Então eu vou me casar e viver feliz para sempre.

Menina, 6 anos de idade

(Uma boa descrição da hipoglicemia por um menino pequeno.)
Eu fico tonto nas minhas pernas.

Menino, 5 anos de idade

DICAS E TÓPICOS PEDIÁTRICOS **11**

(Enxaqueca abdominal)
Eu tenho uma dor de cabeça na minha barriga.

Menino, 9 anos de idade

Uma úlcera é como um raio *laser* passando pelo seu estômago.

Menino, 11 anos de idade

Minha mãe só gosta de bebês. Quando eles ficam mais velhos, como eu, ela bate neles.

Menina, 8 anos de idade

Os bebês precisam ser amados pela mãe, caso todos os odeiem quando crescerem.

Menino, 7 anos de idade

(Explicando sua paraplegia.)
Eu nasci em uma cadeira de rodas.

Menina, 9 anos de idade

SINÔNIMOS E GÍRIAS PEDIÁTRICOS

Esta pequena coleção é oferecida para leitores cujo primeiro idioma não é o português e que podem ser confundidos pelo significado das palavras e por diferentes gírias brasileiras.

Sinônimos	Gíria
Abdome	barriga, bucho
Ânus	traseiro
Chupeta, bico	chucha, consolador
Clavícula	saboneteira
Constipação	prisão de ventre
Convulsão, distúrbio convulsivo	ataque
Esterno	osso do peito
Estrabismo	olho torto, vesgo
Febril	"fervendo"
Fezes, dejetos, movimento intestinal	cocô, etc.

269

11 DICAS E TÓPICOS PEDIÁTRICOS

Fralda	cueiro
Genitália	partes privadas
Infusão, IV	gotejamento
Nádegas	traseiro, bumbum
Pênis	pipi, pintinho, etc.
Pernas arqueadas, *genu varo*	pernas tortas
Ptose	caído
Tálipes	pé torto
Testículos	bolas
Torcicolo	pescoço torto
Traqueia	garganta
Umbigo	embigo
Urina	mijo, xixi
Vômito, vomitar	devolver

AS CRIANÇAS SÃO DIFERENTES

- Relações tronco/membros.
- Área de superfície corporal.
- Pressão sanguínea.
- Frequência cardíaca.
- Frequência respiratória.
- Exigências de fluidos.
- Valores máximos da taxa de fluxo expiratório.
- Exigências nutricionais.
- Dosagem de medicamentos.
- Maturação da função renal.
- Distribuição e metabolismo de medicamentos.
- Capacidade de se comunicar.
- Capacidade de entender.
- Taxa variável de maturação e desenvolvimento.

FATOS FISIOLÓGICOS: VOCÊ SABIA QUE ...

- O volume de sangue de um recém-nascido de 3 kg é de apenas *250 mL* (Fig. 11.3).

DICAS E TÓPICOS PEDIÁTRICOS

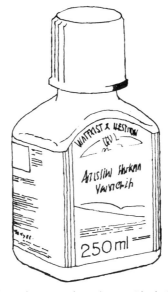

Fig. 11.3 Volume de sangue do recém-nascido de 3 kg = 250 mL.

- No primeiro ano de vida, um bebê aumenta de peso em três vezes e a circunferência da cabeça aumenta em um terço.
- O fígado do recém-nascido é palpável porque é muito ativo e um órgão relativamente muito grande.
- A circunferência da cabeça com 1 ano de idade (e por inferência o tamanho do cérebro) de 47 cm é 85% da média do adulto, que é de 55 cm.
- Uma criança com 2 anos de idade medindo 85 cm tem a *metade* da altura adulta total (Fig. 11.4).
- Um baço palpável tem, por implicação, cerca de duas vezes o seu tamanho normal.
- Uma regra útil para o pico de fluxo expiratório (PEF) normal em crianças é 30 × idade em anos + 30. O PEF aos 6 anos é, portanto, cerca de 210 L/min.

271

11 DICAS E TÓPICOS PEDIÁTRICOS

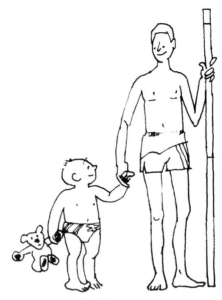

Fig. 11.4 Dois anos de idade = metade da altura adulta.

- Pressão arterial sistólica aproximada em crianças = 100 + idade em anos ± 20 mmHg a partir dos 5 anos de idade.
- Pressão arterial diastólica aproximada em crianças = 60 + idade em anos ± 15 mmHg a partir dos 5 anos de idade.
- Em média, o escolar de 5 a 10 anos de idade deve crescer de 5 a 7 cm por ano.
- Existe uma diferença de 100 vezes no peso entre os seus menores pacientes pediátricos (600 a 800 g pré-termo) e os seus maiores adolescentes (60 a 80 kg e mais). Pense no efeito disso nas dosagens de medicamentos.

COM QUE IDADE PODE UMA CRIANÇA ...

Engolir um comprimido?
Engolir uma cápsula?

DICAS E TÓPICOS PEDIÁTRICOS 11

Autoinjetar-se com insulina?
Fazer um teste de glicose no sangue por punctura no dedo?
Executar com competência a avaliação de pico de fluxo?
Cooperar em uma coleta de urina de 24 horas?
Entender o conceito de um ensaio clínico?
Consentir com o tratamento?
Autocateterizar-se?
Segurar a inspiração para uma radiografia de tórax?
Realizar ressonância magnética sem sedação?
Cooperar com o teste formal da função respiratória (FEV, FVC, etc.)?

A resposta, claro, é que não há uma resposta correta. As crianças adquirem habilidades em idades variadas, amadurecem em diferentes estágios e alcançam competências mais em relação à maturação do que à idade cronológica (Fig. 11.5).

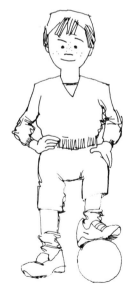

Fig. 11.5 Menino saudável com bola de futebol.

11 DICAS E TÓPICOS PEDIÁTRICOS

ALGUMAS TRADUÇÕES LATINAS

Erythema multiforme: vermelhidão de muitas formas.
Icterus: icterícia.
Morbilliform: como sarampo.
Pectus carinatum: peito de pombo.
Pectus excavatum: peito escavado.
Pediculosis capitis: piolhos (lêndeas).
Purpura fulminans: púrpura fulminante.
Status asthmaticus: asma progressiva grave.
Status epilepticus: convulsão epiléptica contínua.
Varicelliform: assemelhando-se à varicela.

UMA QUESTÃO DE CINCOS

A maioria das respostas, mas não todas, deve ser encontrada no texto. Faça uma tentativa:

- 5 causas de sibilo agudo.
- 5 Is associados ao eczema.
- 5 Ds para epiglote.
- 5 razões para fazer a circuncisão masculina.
- 5 causas de macrocefalia (cabeça grande).
- 5 causas de microcefalia (cabeça pequena).
- 5 tipos de doença do quadril em crianças.
- 5 causas de meningismo (rigidez do pescoço).
- 5 causas de meningite bacteriana.
- 5 causas de estridor/crupe agudo.
- 5 vírus que causam erupções vermelhas.
- 5 características da doença de Kawasaki.
- 5 Ss para avaliar a asma.
- 5 causas de diarreia com sangue.
- 5 causas da linfadenopatia generalizada.
- 5 vacinas vivas.
- 5 principais características da febre reumática.
- 5 componentes da pontuação de Apgar.
- 5 erros inatos do metabolismo.

DICAS E TÓPICOS PEDIÁTRICOS **11**

- 5 bactérias que causam infecções do trato urinário.
- 5 características da síndrome de Henoch-Schönlein.
- 5 lesões sugestivas de abuso infantil.
- 5 métodos de coleta de uma amostra de urina.
- 5 sinais de desidratação.
- 5 causas de tremores nas mãos.
- 5 tipos/causas de assaduras.
- 5 causas de distensão abdominal.
- 5 características de sopros inocente/fisiológico.
- 5 sinais de inflamação das articulações.
- 5 patógenos graves do trato respiratório inferior.

QUESTÕES DE MÚLTIPLA ESCOLHA (QMES) – MELHOR DE CINCO

1. A pressão arterial no recém-nascido é mais bem medida por:
   A. Esfigmomanometria padrão
   B. Máquina automatizada
   C. Doppler ultrassônico
   D. Cateter de Swan-Ganz
   E. Método palpatório

2. O maior avanço da saúde para as crianças no século XX foi:
   A. Anestesia segura
   B. Triagem neonatal
   C. Antibióticos
   D. Imunização
   E. Reidratação oral

3. Uma cicatriz operatória de 3 cm no quadrante inferior direito é mais provável que seja:
   A. Laparoscopia
   B. Herniorrafia inguinal
   C. Piloromiotomia
   D. Orquidopexia
   E. Apendicectomia

275

11 DICAS E TÓPICOS PEDIÁTRICOS

4. Uma criança de 2 anos de idade apresenta taquipneia 60/minuto e gemência. O diagnóstico mais provável é:
   A. Laringotraqueobronquite
   B. Bronquite
   C. Asma aguda
   D. Pneumonia
   E. Corpo estranho

5. Qual das seguintes causas de meningite bacteriana é mais provável que resulte em "dano cerebral":
   A. Meningocócica
   B. Pneumocócica
   C. *Haemophilus influenzae*
   D. Listeria
   E. Tuberculosa

6. A explicação mais provável para o estridor inspiratório agudo em uma criança de 2 anos de idade é:
   A. Epiglotite
   B. Corpo estranho
   C. Laringotraqueobronquite
   D. Laringomalacia
   E. Laringite alérgica aguda

7. Um baço aumentado facilmente palpável é pelo menos:
   A. 2 vezes o tamanho normal
   B. 3 vezes o tamanho normal
   C. 4 vezes o tamanho normal
   D. 5 vezes o tamanho normal
   E. 6 vezes o tamanho normal

8. O componente mais importante da pontuação de Apgar é:
   A. Cor
   B. Tônus muscular
   C. Irritabilidade reflexa
   D. Esforço respiratório
   E. Frequência cardíaca

DICAS E TÓPICOS PEDIÁTRICOS **11**

9. Das patologias rastreadas ao nascimento pelo "teste do pezinho" (Guthrie), a mais comum em caucasianos é:
   A. Fenilcetonúria
   B. Fibrose cística
   C. Hipotireoidismo congênito
   D. Galactosemia
   E. Hemocromatose

10. A explicação mais comum da distensão abdominal em crianças caucasianas é:
    A. Constipação
    B. Fluidos
    C. *Flatus*
    D. Gordura
    E. Organomegalia

11. O melhor sinal clínico de depleção do volume intravascular é:
    A. Diminuição do turgor da pele
    B. Pés frios
    C. Diminuição do preenchimento capilar
    D. Olhos encovados
    E. Pulso dorsal do pé impalpável

12. Um menino de 18 meses, pesando 20 kg, não está andando. A explicação mais provável é:
    A. Distrofia muscular
    B. Atraso no desenvolvimento
    C. Quadril luxado
    D. Excesso de peso
    E. Hipotonia

13. A dose de medicamentos em crianças está geralmente relacionada com:
    A. Peso
    B. Função renal
    C. Área de Superfície corporal
    D. Idade
    E. Volume do sangue

277

11 DICAS E TÓPICOS PEDIÁTRICOS

14. A explicação mais comum para uma cabeça grande (circunferência de 56 cm) em uma criança de 4 anos de idade é:
    A. Hidrocefalia
    B. Lesão expansiva
    C. Neurofibromatose
    D. Patologia óssea
    E. Macrocefalia familiar

15. O volume de sangue de um bebê saudável de 5 kg é de aproximadamente:
    A. 1.500 mL
    B. 500 mL
    C. 400 mL
    D. 1.000 mL
    E. 750 mL

16. Uma criança de 2 anos de idade com dor aguda no quadril e claudicação mais provavelmente tem:
    A. Artrite séptica
    B. Um escorregamento da epífise femoral superior
    C. Sinovite transitória do quadril
    D. Uma fratura no membro inferior
    E. Síndrome de Henoch-Schönlein

17. A púrpura anafilactoide (síndrome de Henoch-Schönlein) não pode ser diagnosticada sem:
    A. Edema das articulações
    B. Púrpura
    C. Dor abdominal
    D. Hematúria
    E. Proteinúria

278

DICAS E TÓPICOS PEDIÁTRICOS **11**

18. O principal sintoma/sinal inicial da estenose pilórica em um lactente de 6 semanas de idade é:
    A. Constipação
    B. Distensão abdominal
    C. Vómito em jato
    D. Dificuldade de alimentação
    E. Tumor pilórico palpável

19. A pressão arterial sistólica normal mais apropriada para um bebê quieto de 1 ano de idade é:
    A. 60–70 mmHg
    B. 70–80 mmHg
    C. 80–90 mmHg
    D. 90–100 mmHg
    E. 110–120 mmHg

20. Às 6 semanas de idade, o mais importante marco de desenvolvimento alcançado é:
    A. Perda do reflexo de Moro
    B. Reflexo de preensão
    C. Controle da cabeça
    D. Sorriso responsivo
    E. Rolar

Respostas

1. C	11. C
2. D	12. D
3. E	13. A
4. D	14. E
5. B	15. C
6. C	16. C
7. A	17. B
8. E	18. C
9. B	19. C
10. D	20. D

11 DICAS E TÓPICOS PEDIÁTRICOS

QUESTÕES DE MÚLTIPLA ESCOLHA (QMES) – VERDADEIRO/FALSO

Múltiplas respostas: Escolha todas as opções que são corretas/verdadeiras para as declarações abaixo. Você pode escolher mais de uma opção.

1. Um sopro inocente/funcional/fisiológico:
   A. Pode ter um componente diastólico
   B. Varia de acordo com a posição
   C. É ouvido entre as escápulas
   D. Pode produzir um frêmito vibratório
   E. É acentuado pela febre/pirexia

2. Os seguintes raramente são vistos em crianças:
   A. Atrito pleural
   B. *Click* de ejeção sistólica
   C. Zumbido venoso
   D. Sopro da artéria renal
   E. Fibrilação atrial

3. Sinais de displasia do desenvolvimento do quadril incluem:
   A. Encurtamento dos membros no lado afetado
   B. Atraso da marcha
   C. Abdução reduzida do quadril afetado
   D. Dor no quadril
   E. Um "*clunk*" audível

4. Respiração brônquica:
   A. É normal em crianças menores de 1 ano
   B. É ouvida na pneumonia
   C. É uma característica da bronquiolite
   D. Nunca ocorre na asma
   E. Indica consolidação lobar

DICAS E TÓPICOS PEDIÁTRICOS 11

5. Quais dos seguintes são normais em crianças com menos de 1 ano de idade?
   A. Reflexo plantar ascendente
   B. Reflexo cremastérico
   C. Esclera azul
   D. Reflexo de Moro unilateral
   E. Respiração periódica

6. Quais dos seguintes são sugestivos de ferimentos infligidos (abuso infantil)?
   A. Hematomas nas nádegas
   B. Hematomas na pele
   C. Petéquias/Hematomas da orelha
   D. Hematomas na testa
   E. Hematomas perinatais

7. A urina pode ter cor:
   A. Branca
   B. Rosa
   C. Laranja
   D. Negra
   E. Como "Coca-Cola"

8. Crianças (entre 1 e 2 anos de idade), geralmente, não gostam de:
   A. Estranhos
   B. Ter a circunferência da cabeça medida
   C. Ter a pressão arterial medida
   D. Oximetria de pulso
   E. Doces

9. O raquitismo é manifestado clinicamente por:
   A. Palidez
   B. Edema dos pés
   C. Aumento das Junções costocondrais
   D. *Genu* valgo
   E. Atraso no fechamento da fontanela anterior

281

DICAS E TÓPICOS PEDIÁTRICOS

10. A cianose fornece informações clínicas sobre:
    A. Concentração de hemoglobina
    B. *Status* do volume sanguíneo
    C. Perfusão periférica
    D. Saturação de oxigênio
    E. Função cardíaca

11. Uma criança média alcançou quase 50% da altura final aos 2 anos de idade. Esse crescimento é impulsionado por:
    A. Tiroxina
    B. Hormônio de crescimento
    C. Fator de crescimento semelhante à insulina 1 (IGF-1)
    D. Nutrição
    E. Todas as acima

12. Os métodos de locomoção em bebês de 15 meses incluem:
    A. Engatinhar
    B. Rolar
    C. Andar de urso
    D. Arrastar o bumbum
    E. Pular

13. Os fatores fisiológicos que tornam os bebês propensos à desidratação incluem:
    A. Aleitamento materno
    B. Grande área de superfície corporal
    C. Alta exigência de líquidos
    D. Hiperaquecimento durante a noite
    E. Incapacidade de concentrar a urina

14. Um pescoço rígido (meningismo) é uma característica reconhecida de:
    A. Torcicolo
    B. Meningite
    C. Abscesso dentário
    D. Pneumonia do lobo superior
    E. Abscesso retrofaríngeo

DICAS E TÓPICOS PEDIÁTRICOS 11

15. Um testículo aumentado pode ser encontrado em:
    A. Torção testicular
    B. Leucemia
    C. Síndrome de Klinefelter (XXY)
    D. Orquite da caxumba
    E. Síndrome do X frágil

16. As causas de fissura labial/palatina incluem:
    A. Anticonvulsivantes
    B. Síndromes de trissomias
    C. Tabagismo na gravidez
    D. Idade paterna
    E. Disposição familiar

17. Os sinais de pneumonia lobar aguda causada por *Streptococcus pneumoniae* incluem:
    A. Atrito pleural
    B. Macicez à percussão
    C. Herpes labial (afta)
    D. Escarro em ferrugem
    E. Sibilo

18. A descamação da erupção cutânea é uma característica de:
    A. Eczema
    B. Erisipela
    C. Escarlatina
    D. Doença de Kawasaki
    E. Rubéola

19. *Rushs* na área da fralda incluem:
    A. Candidíase
    B. Psoríase
    C. Dermatite seborreica
    D. Celulite
    E. Dermatite amoniacal

283

11 DICAS E TÓPICOS PEDIÁTRICOS

20. A obesidade alimentar na infância é acompanhada por:
    A. Estatura alta
    B. Hepatomegalia
    C. Escorregamento da epífise femoral superior
    D. Narcolepsia
    E. Elevada pressão arterial sistólica

Respostas

1. B, E	11. D
2. A, D, E	12. A, B, C, D
3. C	13. B, C
4. B, E	14. B, D, E
5. A, B, C	15. A, B, D, E
6. A, C, E	16. A, B, E
7. A, B, C, D, E	17. A, B, C, D
8. A, B, C	18. C, D
9. C, E	19. A, C, E
10. D	20. A, C, E

Índice remissivo

Nota: números de páginas em *itálico* referem-se a imagens.

A

Abaulamento precordial, 111-12
Abscesso retrofaríngeo, 162
Abuso sexual, 130
Acidose metabólica, 211
Acondroplasia, 178, 206
Acrocianose, 242
Acrônimos, 247-8
Adolescentes, idade de, 7
Afacia, 191
Albinismo, 142, 187
Alcaptonúria, 234
Alergias, 24, 245
Alopecia, 144
Altura normal, 204-6
Ambliopia, 191
Amelia, 173
Amígdalas, 137-9, 197
Amígdalas que se beijam, 139
Amigdalite/tonsilite, 98, 132, 133, 162
    estreptocócica, 138
    gonocócica, 139
Amigdalite estreptocócica, 138
Amigdalite gonocócica, 138-9
Análise de urina, 234
Anamnese
    conversando com os pais, 27-30
    dando más notícias aos pais, 30-1
    deixe a criança falar, 25-6
    dicas, 18-19
    exame do tórax, 88-9
    exame neurológico, 151-2
    exemplo de, 19-25
    habilidades de, 2
    ouvindo as mães, 13-18
    três pilares do diagnóstico, 10-11, 11

Anamnese alimentar, 22
Anamnese do desmame, 23
Andar na ponta dos pés, 171
Anemia, 105, 215, 249
Anemia de Fanconi, 249
Anencefalia, 174
Aniridia, 191
Anoftalmia, 191
Anorexia nervosa, 217
Ansiedade dos pais, 27
Ânus imperfurado, 130
Apelido, 26
Apendicectomia, 198
Apendicite, 82, 197-8, 198
Aracnodactilia, 173
Arritmia sinusal, 106, 242
Articulações, 263-4
    dor, 186
    exame das, 181-5
    movimento em, 184-5
    palpação, 183-4
Artralgia, 182, 183, 186
Artrite, 133, 181-3, *182*
Artrite idiopática juvenil (AIJ), 185-6
Artrite séptica, 181
Artrite tuberculosa, 181-2
Artrogripose, 173
Ascite, 126-7, *127*
Asma, 21, 93, 93, 97, 253
Assaduras, 148-9, *149*
Ataxia, 169
Atetose, 167
Atresia, 126
Audição

ÍNDICE REMISSIVO

recém-nascido, 70-1
aos 3 meses, 220
aos 4-5 meses, 221
aos 6-8 meses, 223
aos 9-10 meses, 224
aos 12 meses, 225
aos 18 meses, 226
Ausculta
coração, 58, 113-16
tórax, 89, 93-102
Azul de metileno, 234

B

Baby Hippy, 172
Baço, 118
aumentado, 118
palpação, 118, 120
Bacteremia, 86
Baqueteamento digital, 105, 108
dedos, 91, 91
pé, 63, 64, 74, 172
Baqueteamento dos dedos, 91, *91*
Batida do ápice, 111-12
Bebê prematuro após a alta, 72-4
Bebês
com doença aguda, 79-83, *82*
exame neurológico, 154-62
exame oftalmológico, 192
intestino irritável em, 230
sintomas graves em 79-80
Bebês alimentados com mamadeira, 22
Bebês amamentados, 22
Bebidas, 245
Beterraba, 234
Boca, exame da, 56, 137-41, *138*
Bocejar, 245
Bócio, 175
Bola de cabelo, 131
Bolhas, 146
Bossa frontal, 56
Bradicardia, 107
Braquicefalia, 56
Broncopneumonia, 97, 99, 101, *101*, 238
Broncospasmo, 96
Bronquiolite, 97, 99, 100, *100*, 103
Bronquite, 97, 99, 100, *100*, 103
Bronquite com chiado/sibilo, 99, 100, *100*, 103

C

Cabeça
aparência do bebê, 53-4
grande, 157-8
inclinação da, 168
medindo o comprimento da, 199, 201-3, 202
Cabeça grande, 157-8
Cabelo, 143-4
Calázio, 194
Calcâneo valgo, 63, 78
Camptodactilia, 173
Candidíase oral, 139
Carotenemia, 142
Catarata, 190
Caxumba, 139
Cefaleia, 186
Céfalo-hematoma, 53-4
Celulite, 150
Choque, 211
Choros, 235-8
Cianose, 105, 107-8
Cicatrizes abdominais, *198*
Cifose acentuada, 172
Cílios, 246
Circulação, 80
Circuncisão, 255
Circunferência do braço e envergadura, 203
Cirurgia, 196-8, *198*
Cistos tireoglossos, 175
Cistotomia, 198
Claudicação, 175-7, 245
Clinodactilia, 171, 173
Clitóris, 60, 126
Coagulopatia, 148
Código de vestimenta, 28-9
Colostomia, 198
Coluna vertebral
encurvamento, 69, 172, 173
exame no recém-nascido, 63-4
Constipação, 128, 130
Contusões, 242
Cor
pele, 107-8, 141
urina, 233, 234

ÍNDICE REMISSIVO

Coração, 111-16
    palpação, 112
    sons, 58, 113-16
Coreia, 167
Corpos de Barr, 249
Corpos estranhos, 245
    no nariz, 136
    no ouvido, 135
Covinhas sacrococcígeas, 242
Craniotabes, 56
Crepitações, 96-7, *98*
Crescimento de distúrbios/doenças, 256-7
Crescimento e desenvolvimento, 199-208
    ver também Desenvolvimento
Criança alta, 204-6
Criança com doença aguda, 79-83, 82
Criança de 1 a 3 anos
    achados físicos no exame, 83-6
    diarreia em, 230
    exame neurológico de, 162-5
    idades, 7
    sistema musculoesquelético, 175-80
Criança pequena, 204-6
Crianças
    abuso sexual de, 130
    e médicos, 3-5
    hospitalizadas, 8-10
    idades das, 7
    precisam ser ouvidas, 25-6
    recato, 41
Crianças, as setes idades das, 7
    ver também Recém-nascido
Crianças no hospital, 8-10
Critérios de Duckett-Jones, 249
Crupe, 98-9
Curiosidades clínicas, 245-6

D

Dando más notícias aos pais, 30-1
Defeito do tubo neural, 64, 174
Deficiência de ferro, 215
Deficiência de vitamina B12, 216
Deficiência de vitamina C, 216
Deficiência proteica, 216
Deficiências de ácido fólico, 216
Deformidade de Sprengel, 251

Deformidades/variações dos membros, 173-5, *175*, *176*
Dentes, *140*, 140-1
Dermatite, 146-7
Dermatomiosite, 179
Dermoide, 194
Descamação, 147
Desconforto, 99
Desenvolvimento
    avaliação do, 219-28, 264
    indicadores do, 76
    mensuração, 199-208
Desenvolvimento da mama feminina, *207*
Desenvolvimento dos pelos pubianos, *208*
Desenvolvimento social
    6-8 meses, 223
    9-10 meses, 224
    12 meses, 225-6
    18 meses, 226
Desidratação, 187, 209-13
Desnutrição, 187, 214
Determinando o tônos, 167
Diabetes insípido, 233
Diagnóstico
    diferencial, 47-8
    reunindo as informações, 44-7
    senso de, 238
    três pilares do 10-12, 11
Diagnóstico diferencial, 47-8
Diarreia, 21, 130
    com sangue, 256
    na infância, 230
Diastematomielia, 129
Dicas, 18-19
Difteria, 138
Diplegia, 169-70
Discinesia, 170
Dismorfismo, 37, 39, 49-50
Dismorfologia, 206-8
Displasia broncopulmonar (DBP), 73
Displasia do desenvolvimento do quadril (DDQ), 61, 172
Dispneia, 90, 91, 104
Disrafismo, 174
Distensão abdominal, 117
Distrofia muscular de Duchenne, 178
Distúrbios musculares, 178

287

ÍNDICE REMISSIVO

Divertículo de Meckel, 250
Doença celíaca, 143, 230, 244
Doença de Berger, 249
Doença de Bright, 249
Doença de Caffey, 249
Doença de Hand-Schüller-Christian, 250
Doença de Hirschsprung, 130, 250
Doença de Ritter, 251
Doença de Still, 133
Doença de von Gierke, 251
Doença de von Recklinghausen, 251
Doença de von Willebrand, 251
Doença Inflamatória Intestinal, 143
Doenças cardíacas (DCC), 104-5
Dor no nervo, 186
Dor pleurítica, 43, 101
Dor traqueal, 101
Dor
    apontar para a parte que dói, 41-4
    artrite, 182
    choros de, 237
    exame neurológico, 156
    ouvido, 134
    pleurítica, 101
    termos, 186
    traqueal, 101
Dores de crescimento, 183
Ducto parotídeo, 139

E

Ectópicos ocasionais, 107
Eczema, 132, 146-7, 253
Eczema atópico, 132, 146
Edema
    das pálpebras, 56
    generalizado, 143
Edema da mucosa, 96
Edema das mamas, 242
Empiema, 99
Encefalite, 162, 237
Encefalocele, 174
Enfisema subcutâneo, 101
Enxaqueca, 186
Epiglotite, 99, 253-4
Epilepsia, 21
Epispadias, 60
Epistaxe, 137

Epônimos, 248-52
Eritema, 146
Eritema nodoso, 143
Erupção eritematosa, 53
Erupção variceliforme de Kaposi, 250
Erupções, 145, 146
Escafocefalia, 56
Escleras azuis, 189, 242
Esclerema, 143
Escolar
    exame neurológico de criança em
        idade, 165-8
    idade, 7
    sistema musculoesquelético de
        criança em idade, 181-6
Escoliose, 171, 186, *187*
Escroto, 124, 125, 141
Espessura das pregas cutâneas, 203
Espinha bífida oculta, 63
Espinha bífida, 174
Esquinência, 141
Estadiômetro, 199, *200*
Estado civil dos pais, 18
Estalar os lábios, 246
Estase vascular, 143
Estenose pilórica, 198, *198*, 254
Estetoscópio, 93-6
Estomatite herpética, 139
Estrabismo, 57, 154-6, 189, 194
Estratégia de HELP, 22
Exame clínico estruturado (ECOE), 261
Exame de sala de parto, 52
Exame de seis semanas, 74-8
Exame do abdome, 41-3, 263
    abuso sexual infantil, 130
    achados abdominais, 130-1
    distensão, 117
    exame genital, 122-6
    exame retal, 128-30
    examinando ascite, 126-7
    palpação, 118-22, 119
    recém-nascido, 58-60
    seis semanas, 77-8
    vômito, 116-17

288

ÍNDICE REMISSIVO

Exame do nariz, 136-7, 265
Exame do nervo craniano, 154-6
Exame do tórax, 87-8
    anamnese, 88-9
    ausculta, 89, 93-102
    doença bacteriana ou viral, 102-4
    inspeção, 89-92
    palpação, 89, 92
    percussão, 92-3
    tosse, 102, 103, 238
Exame dos lábios, 123
Exame em ala pós-natal do recém-nascido, 52-72
Exame físico
    criança com doença aguda, 79-83
    criança, 83-6
        ver também Idade das crianças
    exame de seis semanas, 74-8
    examinando a criança (*ver* Código do exame)
    habilidades, 2
    recém-nascido, 51-74
    três pilares do diagnóstico, 10, 11
Exame neurológico, 150-1
    anamnese, 151-2
    criança em idade escolar, 165-8
    crianças de 1 a 3 anos, 162-5
    lactante, 154-62
    neonato, 153-4
    paralisia cerebral, 168-70
    técnicas de exame, 152-3
Examinando a criança
    apontar para a parte que dói, 41-4
    código do exame, 33-9
    identificando síndromes, 48-50
    lógica diagnóstica, 47-8
    o que não fazer, 39-41
    reunindo as informações, 44-7
Exantema, 133
Excesso de muco 96
Exemplo de anamnese, 19-25
Expectoração, 92, 102
Extrassístoles, 58

F
Face
    aparência do bebê, 53-4
    fácies de Potter, 250

Fácies de Potter, 250
Fala
    aos 3 meses, 220
    aos 6-8 meses, 221
    aos 9-10 meses, 224
    aos 12 meses, 225
    aos 18 meses, 226
    aos 3 anos, 228
    aos 4 anos, 228
Faringite, 98, 103, 133, 139
Fasciculação, 167
Fator reumatóide negativo/positivo, 185-6
Fatos sobre fluidos, 212-13
Febre glandular, 133
Febre reumática, 254
Fenda labial/palato, 64
Ferramentas, 242-3
Ferramentas do ofício, 242-3
Ferro, 231
Fezes de alimentação com fórmulas, 230
Fezes de amamentação, 230
Fezes de fome, 230
Fibrose cística, 230
Fígado
    doença hepática, 231
        hepatomegalia, 105, 121, 132
        palpando o, 59, 77, 120-1, 121
Fissuras anais, 128, 129
Fístula vaginal, 130
Fluidos corporais, 212-13
Focomelia, 173
Fontanela, 75, 157-9
Força de músculos, 179-80
Formatos de crânio, 56
Formatos de tórax, 90
Fosseta sacral, 63-4
Frêmito, coração, 112
Frênulo lingual, 56
Frequência cardíaca, 105, 107
Frequência respiratória, 77, 90, 105
Frieiras, 149
Fundoplicatura de Nissen, *198*
Fundoscopia, 153, 188-9
Fusão labial, 60, 78

289

ÍNDICE REMISSIVO

G

Gânglios linfáticos, examinando os, 131-3
Ganho de peso, 104-5
Garganta
    coceira, 101
    exame, 137-9, 138, 265
Gastroenterite, 82, 230-1
Gastrosquise, 64, 126
Gemido, 95, 99
Gênero da criança, 39
Gengivoestomatite, 133
Genitália
    exame da, 122-6
    exame de recém-nascido, 60
    exame de seis semanas, 78
    feminina, 60, 78, 123, 125-6, 130
    masculina, 60, 123-5, 124, 125, 142,
        197, 208
Genitália feminina, 60, 78, 123, 125-6, 130
Genitália masculina, 60, 123-5, *124*, *125*,
    197, *208*
Gentileza, 39
Genu valgo, 172
Genu varo, 172
Giba, 172
Gírias, 269-70
Glândula tireoide, 174
Glândulas inchadas, 131-3
Glândulas suprarrenais, 131
Glomerulonefrite, 233, 234
Glossoptose, 141
Gotejamento pós-nasal, 139
Gráficos genéticos, 256

H

Habilidades clínicas, 4-5, 261-5
Habilidades clínicas essenciais, 261-5
Habilidades de instinto, 2
Habilidades de observação, 1-2, 34-6, 83
Hasteamento, 112
Hematomas, 142
Hematúria, 234, 255
Hemi-hipertrofia, 173
Hemimelia, 173
Hemiplegia, 164, 169
Hemoglobinúria, 234
Hemoptise, 102

Hemorragia vaginal, 60
Hemorroidas, 128
Hepatomegalia, 105, 121, 132
Hérnia diafragmática subcostal, *198*
Hérnia encarcerada, 82
Hérnia epigástrica, 117
Hérnia inguinal, 78, 125, 196-7, *198*
Hérnia
    encarcerada, 82
    epigástrica, 117
    inguinal, 78, 125, 196-7, 198
    subcostal diafragmática, 198
    umbilical, 64, 73, 197
Hérnia(s) umbilical(is), 64, 73, 197
Hidranencefalia, 174
Hidratação, 80
Hidrocefalia, 157, *158*
Hidrocele, 60, 78, 125
Hiperidratação, 213
Hiperidrose, 142
Hiperpneia, 90
Hipertelorismo, 190
Hipertireoidismo, 175
Hipertricose, 144
Hipertrofia, 178-9
Hiperventilação, 90
Hipocondroplasia, 178
Hipoplasia, 178
Hipospádia, 60
Hipotensão postural, 107
Hipotermia, 143
Hipotireoidismo, 139, 175, 238
Hipotonia, 66, 167-8
Hipovolemia, 107
Hirsutismo, 142, 144
Hordéolo, 194

I

Icterícia, 53, 187, 234
Idades das crianças, sete, 7-8
Impetigo, 150
Impulso extensor, reflexo de colocação e
    reflexo de caminhada, 70
Impulso ventricular visível, 111-12
Inclinação antimongoloide, 190
Inclinação mongoloide, 190
Incontinência por transbordamento, 130

ÍNDICE REMISSIVO

Índice de massa corporal (IMC), 204, 217
Infecção do trato respiratório médio, 98-9
Infecção do trato urinário, 82, 86, 233
Infecção estreptocócica, 139, 143
Infecção periorbital, 198
Infecção torácica, 99
    ver também Condição específica
Infecções bacterianas, 88, 102-4
    ver também Infecção específica
Infecções do trato respiratório
    inferior (IVAI), 88-9, 99
Infecções respiratórias associadas ao
    sibilo, 97
Infecções respiratórias
    superiores (IVAS), 88-9, 98
Infecções virais, 88, 102-4
Inspeção das fezes, 130-1, 229-31
Inspeção de fezes, 130-1, 229-31
Inspeção de urina, 231-4
Insuficiência cardíaca congestiva, 104-5
Intensidade da doença, 79-80
Intertrigo, 150
Intestino irritável na infância, 230
Intolerância à lactose, 245
Intolerância ao dissacarídeo, 230
Intussuscepção, 82, 83, 231, 238

J
Joelho recurvado, 172
Joelhos hiperestendidos para trás, 172
Joelhos para dentro, 172

L
Laparoscopia, *198*
Laringite espasmódica, 99
Laringomalacia, 77, 238
Laringotraqueobronquite (LTB), 97, 99,
    103
Lei de Lightwood, 88
Lêndeas, 144
Lentigo, 142
Lesões não acidentais, 252
Leucemia linfática 133
Leucocitúria, 233
Leucocoria, 191
Linfadenite, 162
Linfedema, 143

Linfonodos, 131-3, *132*, 242
Linfonodos axilares, 131
Linfonodos cervicais, 131
Linfonodos inguinais, 131
Língua, 139
Lógica diagnóstica, 47-8
Lombrigas, 231
London Dysmorphology Database, 50
Lordose, 171

M
Macrocefalia, 56
Macroglossia, 139
Mácula, 146
Mães, ouvindo, 13-18
Malformação de Arnold-Chiari, 248
Malformação de Dandy-Walker, 249
Mancha vermelho-cereja, 189
Manchas café com leite, 142, 242
Manchas de Brushfield, 195
Manchas de Koplik, 139, 250
Manchas mongólicas azuis, 141-2, 242
Marcas de bico de cegonha, 242
Marcas na pele, 128
Marcha, 156, 175-7
    reflexos tendíneos, 153
Massas fecais, 130-1
Mastoidite, 98
Medicina baseada em evidências, 255-6
Medidas de bebês, 74
Medindo crianças, 214-15, 264
Meningismo, 43, 159-60, *160*, 162
Meningite, 82, 86, 157, 162, 237
Meningocele, 174
Mensuração de altura, 199-201, *200*
Mensuração de progresso, 199-208
    ver também Desenvolvimento
Metas e objetivos em pediatria, 6-7
Mialgia, 178, 186
Microcefalia, 56, 159
Micrognatia, 141
Mielomeningocele, 129, 156, 174
Mioclonia, 167
Mitos maternos, 247
Mnemônica memorável, 253-6
Movimento articular, 184-5

291

ÍNDICE REMISSIVO

Movimento fino
  aos 3 meses, 220-1
  aos 4-5 meses, 221
  aos 6-8 meses, 221
  aos 9-10 meses, 224
  aos 12 meses, 225
  aos 18 meses, 226
Movimento motor grosso
  aos 3 meses, 220
  aos 4-5 meses, 221
  aos 6-8 meses, 221-2
  aos 9-10 meses, 223
  aos 12 meses, 225
  aos 18 meses, 226
  aos 3 anos, 228
  aos 4 anos, 228
Mucosa bucal, 139
Músculos
  dor, 186
  força, 179-80
  inspeção dos, 178-9
  palpação dos, 178
  tumores, 179

N

Nanismo, 206
Nanismo diastrófico, 206
Nanismo tanatofórico, 206
Nariz escorrendo, 137
Nefrectomia, *198*
Nematoides, 231
Neuralgia, 186
Nistagmo, 190, 195
Nódulo ocular, 194
Nutrição, 80, 214-17

O

Obesidade, 216-17, *217*
Observação atenta, 2
Obstrução intestinal, 82, 130
Oftalmologia observacional, 190-2
Oftalmologia, 190-2, 265
Oftalmoscopia, 188-90
Olhos, 187-8
  estrabismo, 57, 154-6, 194
  exame em diferentes idades, 56-7, 192-3
  oftalmologia, 190-2, 265

oftalmoscopia, 188-90
reflexo vermelho, 195-6
Onfalocele, 64, 126
Online Mendelian Inheritance in Man (OMIM), 50
Orelhas, exame de, 54, 133-6, *135*, 197, 265
Orquidômetro, 125
Orquidopexia, *275*
Ortopedia, 172, 177, 265
Ortopneia, 90
Osteogênese imperfeita, 173
Osteomielite, 82, 86, 197
Osteopetrose, 206
Otite média, 162
Otite, 98, 134, 162
Otoscopia, 134-6
Ouvindo as mães, 13-18
Ovários, 131

P

Pais
  conversando com 27-30
  dando más notícias aos, 30-1
  ouvindo as mães, 13-18
Palpação da bexiga, 59-60, 78, 122
Palpação do rim, 59, 78, 121-2
Palpação
  abdome, 118-22, 119
  articulação, 183-4
  coração, 112
  toque diagnóstico, 239
  tórax, 89, 92
Pápula, 146
Parafusar, 245
Paralisia cerebral, 168-70
Paralisia de Erb, 249
Paralisia do nervo facial, 154-6
Paresia de Erb, 69
Parotidite viral aguda, 139
Pavilhão auricular, 134
Pectus carinatum, 90
Pectus excavatum, 90
Pediatria veterinária, 5-6
Pediculose da cabeça, 144
Pele, 141-3, 145-50, 263
  exame de seis semanas, 76-7

292

ÍNDICE REMISSIVO

infecções, 150
turgor/elasticidade da, 210, 211
Pele escaldada, 150
Pênis
inspeção do, 123
recém-nascido, 60
tamanho anormal de, 123-4
Percussão, 89, 92-3, 113
Perda muscular, 178
Perguntas
anamnese, 16-17, 19-21
respostas, 28
Períneo, 123
Peritonite, 82
Pernas arqueadas, 172, 242
Pérolas de Epstein, 242, 249
Pés
exame de seis semanas, 78
exame em diferentes idades 62-3
Pesando crianças, 199, 201, 214-15
Pescoço
exame, 174
linfonodos do, 131, 132
reflexo tônico cervical assimétrico,
68, 156
rigidez cervical, 159-60, 160
Petéquias, 92, 147-8
Pielonefrite, 86
Pigmentação cutânea, ausência de, 142
Pinguécula, 194
Piscar, 189
Plagiocefalia, 54, 55, 56, 64
Pneumonia, 82, 86, 99, 103, 162
Pneumonia pneumocócica, 103
Pneumotórax, 101
Policitemia, 105, 107
Polidactilia, 171, 173
Polidipsia, 234
Polineurite, 156, 179
Pólipos
nasais, 136
retais, 128, 129
Pólipos vaginais, 60
Pontos de referência oculares, 190, 190
Pontuação de Apgar, 52
Porfiria, 234
Posição de sapinho, 154

Preenchimento capilar, 81
Preensão e resposta de tração, 67, *68*, 156
Preensão palmar, 156
Preensão plantar, *69*, 156
Pré-escolar
idade, 7
sistema musculoesquelético de
criança em idade, 175-80
Prega de Morgan-Dennie, 195, 250
Prega palmar, 242
Prender a respiração, 246
Pressão arterial, 107, 108-11, *109*
Pressão arterial diastólica, 109, 110
Pressão arterial sistólica, 108
Pressão intracraniana aumentada, 237
Proctalgia, 186
Programa da Austrália, POSSUM 50
Progresso do motor, 162-5
ver também Movimento motor grosso
Pseudoestrabismo, 189
Ptose, 190
Puberdade, *207*, 208, *208*
Pulso, 105-7
Púrpura, 147-8
Pústula, 146

Q

Quadril
displasia do desenvolvimento do
quadril (DDQ), 61, 172
exame de seis semanas de, 78
exame do recém-nascido, 61, 61-2
idades do, 186
luxado, 61-2
Quadril luxado, 61-2
Quadriplegia, 169
Queratose pilar, 149
Questionário clínico, 267-8
Quilúria, 234

R

Rânula, 141
Raquitismo, 215-16
Reação medicamentosa, 133
Recato, criança, 41
Recém-nascido
as sete idades, 7
exame em diferentes idades, 51-74
exame neurológico, 153-4

ÍNDICE REMISSIVO

exame oftalmológico, 192-3
músculo esternomastóideo, 174
Recessão intercostal, 57
Recognizable Patterns of Human Malformation, 50
Reconhecimento de anormalidade congênita, 264
Reconhecimento/identificação de síndromes, 37, 48-50
Reflexo cremastérico, 124, *124*
Reflexo de caminhada, 70, *71*
Reflexo de colocação, 70, *71*
Reflexo de extensão cruzada, 69
Reflexo de Galant, 69
Reflexo de marcha, 156
Reflexo de olho de boneca, 168
Reflexo do piscar, 67
Reflexo luminoso, 189, *189*
Reflexo Moro, 68, *70*, 156
Reflexo tônico cervical assimétrico, 68, 156
Reflexo(s), 66-71, 76
  cremastério, 124, 124
  extensão cruzada, 69
  Galant, 69
  impulso extensor, colocação e caminhada, 70, 71
  Moro, 69, 70, 156
  olho de boneca, 168
  vermelho, 195-6
Reflexo vermelho, 195-6
Reflexos primitivos, 66-71, 76, 156
Reflexos tendíneos, 153
Registros, 24-5
Regras de ouro, 246-7
Relação segmento superior-inferior, 203
Remoção de roupas, 36
Respiração, 57, 87-8, 90, 242
Respiração periódica, 57
Resultados normais, 242
Retal
  dor, 186
  exame, 128, 128-30
  prolapso, 129
  sangramento, 128
Retinoblastoma, 194
Retinopatia da rubéola, 188-9

Retinopatia, bebê imaturo, 73
Retração esternal, 57
Rifampicina, 231, 234
Rinite, 98, 103
Ritmo de galope, 105
Ronco, 96-7
Ruídos adventícios, 96-102

S

Sabedoria das crianças, 268-9
Sal, 244
Sarcoidose, 143
Sardas, 142
Saudação alérgica, 245
Secreção aerada, 99
Secreção nasal sanguinolenta, 137
Secreção nasal, 137
Secreção vaginal, 126
Seio dérmico, 63
Sensação, ausência de, 156
Sentidos, use seus outros, 37
Sepse, 86
Septicemia meningocócica, 148
Septicemia, 82, 86, 148
Sete idades das crianças, 7-8
Sibilo, 95, 96-7, 99
Sinais cardinais, 67, *67*
Sinais de alerta
  aos 6-8 meses, 223
  aos 9-10 meses, 225
  aos 12 meses, 225-6
  aos 18 meses, 227
  lesões não acidentais, 252
  sinais de alerta biológicos, 244-5
Sinais vitais, 86
Sinal de Brudzinski, 160
Sinal de halo, 104
Sinal de Kernig, 160, *161*
Sinal de sol poente, 168
Sindactilia, 171, 173
Síndrome de Alport, 248
Síndrome de Apert, 248
Síndrome de Beckwith-Wiedemann, 249
Síndrome de Blackfan-Diamond, 249
Síndrome de Cornelia de Lange, 249
Síndrome de *cri-du-chat*, 238
Síndrome de Crigler-Najjar, 249
Síndrome de De Waardenburg, 143

ÍNDICE REMISSIVO

Síndrome de Di George, 249
Síndrome de Down, 49-50, 136, 139, 144
Síndrome de Fanconi, 249
Síndrome de Gilbert, 250
Síndrome de Guillain-Barré, 156, 179, 250
Síndrome de Henoch-Schönlein, 250
Síndrome de Kawasaki, 133, 250
Síndrome de Klinefelter, 250
Síndrome de Laurence-Moon-Biedl, 250
Síndrome de Louis-Bar, 250
Síndrome de Lowe, 250
Síndrome de Marfan, 250
Síndrome de Menkes, 143
Síndrome de Milroy, 143
Síndrome de Noonan, 250
Síndrome de Poland, 171, 178
Síndrome de Prune Belly, 178
Síndrome de Reye, 251
Síndrome de Russell-Silver, 251
Síndrome de Sandifer, 246
Síndrome de Treacher Collins, 251
Síndrome de Turner, 50, 143
Síndrome de Zellweger, 251
Síndrome do linfonodo mucocutâneo, 133
Síndrome do X frágil, 190
Síndromes de crupe, 82
Sino, 94
Sinônimos, 269-70
Sinostose, 56, 64
Sintomas graves na infância, 79-80
Sinusite, 98, 133
Sistema cardiovascular, 104-5, 262
   cor da pele, 107-8
   coração, 111-16
   exame de recém-nascido, 58
   exame de seis semanas, 77
   pressão arterial, 107, 108-11, 109
   pulso, 105-7
Sistema imunológico, 133
Sistema musculoesquelético, 170-2
   criança de 1 a 3 anos e pré-escolar, 175-80
   deformidades nos membros, 173-5
   exame de recém-nascido, 60
   exame de seis semanas, 78
   idade escolar, 180-6
   recém-nascido, 172-3

Sistema nervoso central, exame do
   recém-nascido, 64-6
Sistema neurológico, 264
Sistema respiratório, 57, 262-3
   ver também Exame do tórax
Som de pote rachado, 168, 245
Sons
   coração, 113
   tórax, 95-102
Sopro(s), coração, 58, 78, 112, 113-16, *116*, 242
   ver também Frêmito
Sopro(s) sistólico(s), 58, 77, 157
Sopros diastólicos, 58
Status socioeconômico da família, 18
Subindo escadas, *176*
Sudorese, 104
Sulco de Harrison, 90, 93
Supraglotite, 99, 253-4
Suspensão ventral, *65*, 66
Suspensão vertical, 64

T

Talipes equinovarus/tálipe
   equinovaro (TEV), 63, 64, 74, 172
Taquicardia, 105, 107
Taquipneia, 57, 90, 104
Tarso varo, 62-3, 78
Telangiectasia, 242
Temperatura, 105
Tênias, 231
Terçol, 194
Terminologia
   dedos das mãos, 173
   dedos dos pés, 173
   dermatológica, 146
   dor, 186
Terminologia dermatológica, 146
Termos dos dedos, 173
Termos dos dedos dos pés, 173
Teste de Barlow, 62, 78, 249
Teste de Ortolani (realocação), 62, 250
Teste de tração no pescoço, 64, *65*
Testículo(s), 124, *124*, *125*
   que não desceram, 123
   recém-nascido, 60
   torção de, 197

295

ÍNDICE REMISSIVO

Tetralogia de Fallot, 249
Tímpanos, 134-6
Tique, 167
Toque diagnóstico, 239
Tórax cheio, 99
Torcicolo, 245
Tosse, 102, 103, 238
Toxicidade, 88
Toxoplasmose, 189
Traqueíte, 99
Tremor, 167
Três pilares do diagnóstico, 10-12, *11*
Tricobezoar, 131
Tricotilomania, 144
Trigonocefalia, 56
Truques de distração, 37-8, 84
Truques do ofício, 243-4
Tuberculose, 133, 143
Tumor de Wilms, 251
Tumor esternomastóideo, 174
Tumores, 131, 177, 179, 251
Tumores ósseos, 179
Turricefalia, 56
Turvação da córnea, 190

U
Umbigo, 59
Unha dos dedos dos pés
    encravada, 197
    recém-nascido, 63

Unha encravada, 197
Unhas, 144
Úraco, 126
Uratos, 234

V
Vacinação neonatal com Bacilo
    Calmette-Guérin (BCG), 131
Vagina, 60, 123, 125-6, 130
Vasculopatia, 148
Vasos conjuntivais dilatados, 195
Velocidade da altura (e peso), 204
Vermes, 128, 231, 234
Vesícula, 146
Vírus Coxsackie, 178
Vírus *influenza*, 178
Visão
    recém-nascido, 71
    aos 3 meses, 220-1
    aos 4-5 meses, 221
    aos 6-8 meses, 222
    aos 9-10 meses, 224
    aos 12 meses, 225-6
    aos 18 meses, 226
Vitiligo, 142
Volume(s) testicular(es), 124-5
Vômito, 116-17
Vulva, 125

Z
Zumbido venoso, 115